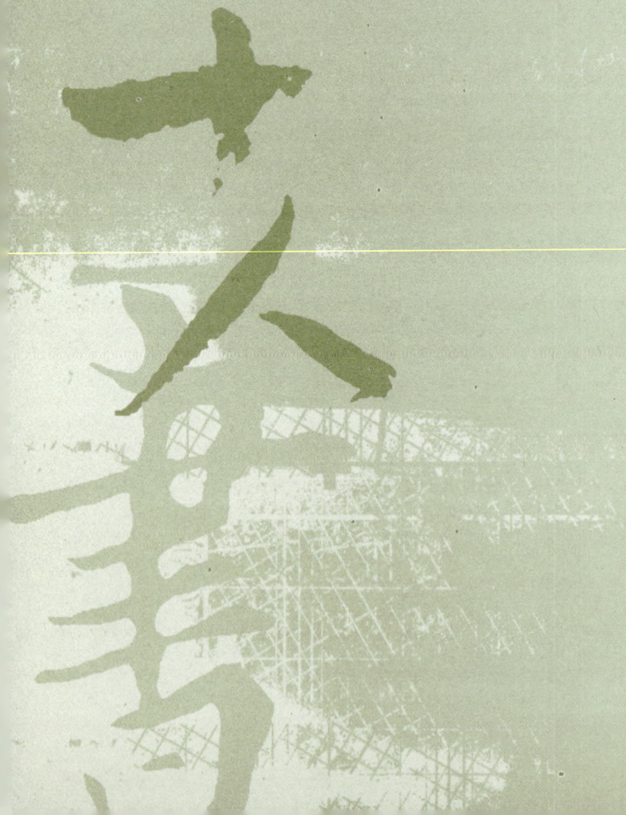

伤寒论汇注精华

汪莲石　著

张效霞　校注

近代名医伤寒论著十人书

學苑出版社

中醫

图书在版编目(CIP)数据

伤寒论汇注精华/汪莲石著;张效霞校注.—北京:学苑出版社,2011.6(2014.7重印)

ISBN 978-7-5077-3808-7

Ⅰ.①伤… Ⅱ.①汪…②张… Ⅲ.①伤寒论-注释-汇编 Ⅳ.①R222.22

中国版本图书馆CIP数据核字(2011)第142347号

责任编辑:陈 辉 付国英
出版发行:学苑出版社
社 址:北京市丰台区南方庄2号院1号楼
邮政编码:100079
网 址:www.book001.com
电子信箱:xueyuan@public.bta.net.cn
销售电话:010-67675512、67678944、67601101(邮购)
经 销:新华书店
印 刷 厂:北京市广内印刷厂
开本尺寸:890×1240 1/32
印 张:8.375
字 数:131千字
印 数:3001—5000册
版 次:2011年9月第1版
印 次:2014年7月第2次印刷
定 价:25.00元

序

东汉张仲景所著的《伤寒杂病论》一书，现已被公认为是中国古代医学史上第一部理、法、方、药俱备的经典之作。其实，《伤寒杂病论》在唐代以前的辗转传抄过程中，其书名、卷数、内容及分合虽屡有变化，但未见有人对其进行深入研究，唐代也只有孙思邈在晚年以“方证同条、比类相附”的形式将其录入《千金翼方》中。可以说，这时的《伤寒杂病论》尚只被视为是方书之一种，其理论体系并未受到医家的广泛重视。迨至宋代，校正医书所“先校定张仲景《伤寒论》”，又校定了与《伤寒论》“同体而别名”的《金匮玉函经》。这是宋代所行张仲景著作的两种传本，但其内容均是只论伤寒，不及杂病。后有翰林学士王洙在馆阁蠹简中发现《金匮玉函要略方》三卷，上卷辨伤寒、中卷论杂病、下卷载方并疗妇人。校正医书所删去论伤寒的部分，并将方剂附于各种杂病之后，成为现今所见的《金匮要略》一书。故流传至今的张仲景《伤寒杂病论》实际上分为两种：一是专论伤寒的《伤寒论》，二是广涉杂病的《金匮要略》。其中的《伤寒论》部分，经成无己逐条注释后，逐渐上升成为“经”。其中的方剂，作为“经典方”而称“经方”，取代了自《汉书·艺文志》以来含义为“经验方”的“经方”概念，张仲景本人也一跃被尊为万世景仰的“医圣”。

纵观《伤寒论》的研究史，一般公认有三次研究高潮。一是宋金时期，对《伤寒论》的研究逐渐勃兴，形成了《伤寒论》研究史上的第一次高潮。据曹炳章《历代伤寒书目考》统计，这一时期从事《伤寒论》研究者达77家，但流传下来的只有韩祗和《伤寒微旨论》、庞安时《伤寒总病论》、杨士瀛《伤寒类书活人总括》、朱肱《南阳活人书》、许叔微《伤寒百证歌》、《伤寒发微论》和《伤寒九十论》、汤尹才《伤寒解惑论》、郭雍《伤寒补亡论》、钱闻礼《伤寒百问歌》、李子建《伤寒十劝》等20余种。而金地聊摄的成无己，以《素问》、《难经》为依据，著《注解伤寒论》，大行于世，成为全文注释《伤寒论》的第一家。二是明清时期，围绕着《伤寒论》的编次注释、研究方法、六经本质等问题，诸家争鸣，相互问难，分别采用错简重订、维护旧论、以方类证、以法类证等研究方法，促进了《伤寒论》理论与实践的大发展，《伤寒论》不再被认为仅是治疗伤寒病的专书，而是看作治疗百病的基础与轨范，突出强调了《伤寒论》在临床上的普遍指导意义，并蔚成《伤寒论》研究史上的第二次高潮。这一时期的《伤寒论》研究著作达160余种，较具影响的有方有执《伤寒论条辨》、喻昌《尚论篇》、张志聪《伤寒论集注》、柯琴《伤寒来苏集》、尤怡《伤寒贯珠集》、徐大椿《伤寒论类方》、钱潢《伤寒溯源集》、沈金鳌《伤寒论纲目》等。三是上个世纪的前五十年，特别是十九世纪二三十年代，在激烈的中西论争中，在“废止中医”之声甚嚣尘上的形势下，又出现了第三次研究高潮。这一时期的《伤寒论》研究著作达95种，已不局限于《伤寒论》原著之研究，而是将《伤寒论》视为中医学的缩影，借鉴西方医学和日本汉方医学之学说，着力论证《伤寒论》的科学性，拓展“经方”的应用，极大地推进了《伤寒论》研究水平，提高了中医临床疗效。

近代《伤寒论》研究高潮的兴起，有着特定的社会文化背景和特定的学术环境。其一，“鸦片战争”后西学东渐的日趋迅速、近代的思想解放运动对传统经学研究和思维方式的冲击、近代科学技术尤其是西方医学的大量引进，对中医学产生了难以估量的影响。尤其是从限制中医教育、不准中医教育加入学系，到余云岫“废止旧医以扫除医事卫生之障碍案”的出笼，使得中医被置于受压抑、受批判乃至消灭的境地。中医界面临着“张皇学术、存亡续绝”的重大选择。奋起抗争、求存图兴成为中医界的共同目标。《伤寒论》研究在中医学低潮中的崛起，正是《伤寒论》的临床实践性适应了中医学求存图兴的迫切需要。其二，随着中医教育由师承、家传等传统教育方式到以社会化大生产的学校教育为主模式地转变，为顺应西方教育模式要求具有统一的学制、教材、教学计划等最基本的条件，新式中医学教材的建设成为当务之急。当时的医家普遍认为，《伤寒论》是中医辨证审机论治原则的代表，理法方药严谨，疗效卓著，是持西医学术观点以评骘中医者无懈可击的。而《内经》中的若干学说，在当时科学条件下难以确证。因此，《伤寒论》这部久经实践检验、朴实无华的经典之作，遂被确定为近代中医教育中向学生传授辨证论治、处方用药的范本。其三，日本“明治维新”时，汉方医学曾被废止。上世纪初，以研究《伤寒论》为特色的古方派重新崛起，实现了汉方医学的复兴。新汉医继承了《伤寒论》的实践精神，吸取了西方医学的某些理论，形成了自己独特的风格。这一点给近代中医学界以很大启发。特别是在近代“改进中国医学，假道日本较欧美便捷”的思想指导下，这些进步的中医学者从日本翻译了一大批中西医学著作，日本学者研究《伤寒论》的许多代表作品也被译介到中国。这对近代的《伤寒论》研究及其在近代中医教育中地位的确立，产生了一定的影响。于是乎，涌现出一批著名医家和颇具特色的《伤寒论》研究著作。一些医家历经晚清和民国两个不同时代，阅历丰富，造诣深湛。他们学术主张不同，思想立场各异，但均以中医学术发展为根本追求，各张其说，独领风骚。他们当中，既有继承清代乾嘉学派传统，重视经典研究，考证、校勘、辑复、诠释、传播中医学术的理论家，也有立足临床，以卓越的临证疗效固守中医阵地的临床家，更有致力于中西学术汇通和融合，办学校、编教材，探索中医发展新路的先驱者。

学苑出版社自1990年到2010年的20年间，出版医药卫生类图书近千种，并形成了在中医历代医家典籍校勘注释、中医临床医案医话、中医方药等领域独树一帜的出版特色。在编辑出版“伤寒论注十人书”（《伤寒百问》、《注解伤寒论》、《伤寒论条辨》、《尚论篇》、《伤寒论集注》、《伤寒来苏集》、《伤寒贯珠集》、《伤寒论类方》、《伤寒溯源集》、《伤寒论纲目》）的基础上，复从近代《伤寒论》研究高潮中涌现出的众多考据精当、注释详尽、发皇古义、融会新知的著作中，通过反复论证，严格筛选，将其中流传较广、影响颇大，特别是付梓问世以来重印较少但具有较高临床使用价值和理论指导意义的名著，汇辑成“近代伤寒论注十人书”，即汪莲石《伤寒论汇注精华》、恽铁樵《伤寒论研究》、黎庇留《伤寒论崇正编》、陈伯坛《读过伤寒论》、曹颖甫《伤寒发微》、陆渊雷《伤寒今释》、朱壶山《伤寒论通注》、祝味菊《伤寒质难》、陈逊斋《伤寒论改正并注》、包识生《伤寒论讲义》，以期比较全面、系统地反映近代《伤寒论》研究的历史概貌和发展水平。

《伤寒论汇注精华》系近代经方大家汪莲石尽其数十年之精力，荟萃历代《伤寒论》注本之精华，间附己意编撰而成。书中汇集了喻嘉言、陈修园、舒诏、柯韵伯、程郊倩、魏念廷等近40家的不同观点，且不为一家之言所囿，足令阅者易于检校，启发心思，是一部有见解、切实用的研究《伤寒论》的著作。

《伤寒论研究》为近代著名医家恽铁樵研究《伤寒论》的心得之作。主要阐述了对改革中医的看法及对伤寒六经、伤寒提纲证的见解，讨论了伤寒的用药及药物研究、中西医关于病名病理的异同点及其对潜伏期、伤寒传经、治疗法等问题的认识，并结合临床医案总结了自己的临床治疗心得，颇多个人见解。

《伤寒论崇正编》系近代岭南伤寒名医黎庇留积五十年之学养，正百数十节之舛误，精心编注而成。注文采集前人之说，并加按语，言简意赅，见解独到，是学习、研究《伤寒论》较好的参考著作。

《读过伤寒论》系近代岭南名医陈伯坛采用“以经注经”的方法研究《伤寒论》的传世之作。强调阴阳理论，指出《伤寒论》实以“阴阳”二字为心法，知阴阳为眼法，治阴阳为手法。不仅全面阐释《伤寒论》之经义，且能批评自晋以来诸家注疏之得失。阐幽探奥，融会贯通，且颇多独到之见，堪称近代注释《伤寒论》之佳本。

《伤寒发微》系近代经方大家曹颖甫的代表作之一。书中注释以采张志聪、黄元御二家之说为主，兼取他家之长，并多能阐发己见而别具心得。注重理论联系实际，注释条文、分析病机、讲解方药，多博引治验，以为佐证。还善于会通《伤寒论》全书阐发经文微义，一洗浮论，见解不凡，是中医近代史上著名的《伤寒论》注本之一。

《伤寒论今释》系陆渊雷“取古书之事实，释之以科学之理解”，综合前人注疏，参考日本医家研究成果，对《伤寒论》采用较浅显的理论予以分析、归纳和诠释而成。书中引中日古今医家之言近百家，尤重柯琴、吴谦诸说，并选注精要。其中对于方剂之论述，尤为详切。各方下广引诸家之方论，并附有验案。对学者不仅有裨实用，且多可触发巧思，在近代《伤寒论》注释著作中自成一家言。

《伤寒论通注》为朱壶山“壶山医庐丛书”之一。每条条文前冠以精练文字作为标题，使学者一目了然。注文汇通中西医之义，择历代注家之精论而折中其说，解释明白，条理清楚，以注重临床、不作逐字逐句校考订正为特色，足资学习研究《伤寒论》之参考。

《伤寒质难》系陈苏生到祝味菊家中探讨学问，反复辨难，笔录当日之问答，积三年功夫，仿《内经》问答形式整理而成。此书最大的贡献是提出以八纲论杂病，以五段论伤寒的辨证方法。治疗上，强调匡扶正气之法，擅用附子等温阳之药。并根据自己的经验和学识，对温热病的病因、截断、逆转等问题，提出了质疑。

《伤寒论改正并注》为陈逊斋参考诸家之说，以多年研讨《伤寒论》之心得精心编撰而成。随文释义，正讹补脱，衷中参西，阐发经旨，每遇疑惑难解之处，予以改字，颇不乏洞赜发微之见，是近代《伤寒论》研究著作中较典型的注疏之作。

《伤寒论讲义》系包识生研究《伤寒论》的力作之一。分注、讲、义三项，以问答的形式，逐条解析原文，并融贯诸家之长，简明扼要，通俗易懂，于学者多所启迪。

从整体上看，这套丛书具有下列特点：①选书科学而精当。所收著作均为近代名医研究《伤寒论》的代表性名著，学术价值高，时代特色浓厚，当今实用指导价值高。②整理水平高，版本内容可靠。每部书均精选最佳版本，精点细校详注，不删一字一图，是最佳范本的集成。③以简体横排形式统一装帧，醒目易读，印装精美，具有较高的收藏价值。

不佞自1985年考入山东中医学院少年班以来，迄今凡25载，其间从事临床工作凡12载，2006年始因兴趣使然而混迹于中医文献界。而校注中医古籍既要倾以全力，又须假以时日，且应具备非常广博细密的知识和十分认真的态度。读书易，著书难，校书则非善读书者，不能胜其任。鄙人生也晚，智也钝，学识不深，见闻未广，承蒙学苑出版社医药编辑室主任陈辉先生之抬爱，谬承提携，忝为本丛书之主持，疏漏谬误责当自负，敬祈方家不吝匡正。

张效霞

2011年1月

前　言

《伤寒论汇注精华》，近代经方大家汪莲石编撰。该书荟萃众说，不为一家之言所囿，足令阅者易于检校，启发心思，是中医近代史上著名的《伤寒论》注本之一。

汪莲石，字严昌，又字世文，自号弃叟，近代安徽婺源（现属江西）人。早年业儒，20岁游学江浙一带时，夏秋间得寒热病，延请当地三位名医诊治，或以为暑热，或以为伏暑，或以为秋温，然均服药而不效，延缠月余，饮食渐减，形体渐瘦，遂愤不服药，至初冬始愈。如是连续三年，每次发作均不服药，病月余自愈。汪莲石的父亲担心其病乃水土不服所致，劝其勿再出游，“遂止家中，设帐授徒”。

汪莲石的父亲平素体弱，有胃脘痛痼疾，每年发作胃脘疼痛、呕吐1～2次，清同治十三年（1874）秋旧病复发，医治罔效，7日后病逝。汪莲石“深恨不知医之苦”，痛惜之余而立志学医。叩问本家前辈，学医入门应读何书？均谓《脉诀》、《汤头歌诀》、《临症指南医案》、《温病条辨》。汪莲石随即从家中藏书中找出并翻检，发现以前客居浙江罹患寒热病时所服方药，《临症指南医案》和《温病条辨》二书中均有记载，“因曾服之无效，遂不信之”。汪莲石的一位堂叔，在外地教书，甚有文名，知医而不行道，汪莲石前往叩问，示曰须读《灵枢》、《素问》、《伤寒论》、《金匮要略》，多阅各家《伤寒论》注释，药性必读《神农本草经》。于是，从家中藏书中遍索之，凡堂叔所指示均具备，从此焚膏继晷，攻读岐黄之学。

1894 年，汪莲石举家迁往上海，“虽从事医局十余年，治愈数千百人，皆为知己所敦聘，从未悬市招行道”，在数十年的从医生涯中，“非但无利之见存，亦并无名之见存”（《伤寒论汇注精华·跋二》），但擅用经方大剂，屡起沉疴，时有神医之誉。悬壶沪上，声誉隆盛，当时许多名医如恽铁樵、丁甘仁、程门雪等都曾就教于其门下。上海名医余听鸿医案《诊余集》出版后，参与校订并为之作传的恽铁樵随即将书送交汪莲石审阅。汪莲石非常欣喜，自以为“先睹为快”、“且好动笔”，迅作评批之后，将书还给恽铁樵，并修书一封，讲述其对《诊余集》一书的评价看法，以及作评批的过程。称赞余听鸿医术“究竟从伤寒入门者，自高出时手之上。听鸿先生伤寒颇有工夫，可敬”。虽然汪莲石对该书评批不到 30 处，但从中反映了其学术见解。如：“咯血症大忌凉遏，有因纵饮，胃中积热狂吐者，必以生军下之；有因络伤于风寒溢出者，必温经以治之。”“敢用附、桂温热，苏浙两省，医界罕见其人，先生真铁中铮铮者矣。其得力仲景《伤寒》不少，惜未能脱尽《指南》、《条辨》气耳。”“‘小儿纯阳’一语极确，因后人将‘纯’字死看，以致误人最多。‘纯’字言纯一无杂，不似大人之杂以七情六欲、饮食风寒，当如该文五之治之，‘纯阳’二字解则是矣。老朽屡与人言之，惜会意者少，先生聪明，以为何如?”“苁蓉非清润，其专长在能使湿从燥化。盖产于北方沙漠高燥之地，且系蕴湿而成。此解见于汪双池，先生系理学格致家，似较《本经》尤为中正。老朽亦喜用之。”（余信，戴祖铭．汪莲石评《诊余集》．安徽中医临床杂志，1997，(3)：154～155.）

《伤寒论》一书，自成无己首为注解后，历代注释者凡数十家。汪莲石从家藏之书中，搜得10种。细研各家《伤寒论》注本，“觉各有所长，各有所偏，议论纷纷，莫衷一是”。其中喻嘉言、张志聪、张锡驹、陈修园“俱能发挥透辟”，特别是喻嘉言之书“有条不紊，较之原书，眉目更为分明，具绝大识见”，颇有功于后学。十余年后，汪莲石又得以阅览舒诏《伤寒集注》，认为舒诏“见解超出诸家之上，有胆有识”、“不可谓非独具只眼”、“俾后学了然于辨证，厥功甚伟”，且汪莲石本人对《伤寒论》的疑难不解之处，都得以涣然冰释。“念尽读诸书，非竭十年之力不可”，费时费力，且不能尽记忆，于是想从诸家《伤寒论》注本中选择其注释详明者汇成一书，以便读者查检，且得真传之道。1890年编集成《伤寒论注》一书，以喻昌《尚论篇》之先后为次序，书成未刊。一年多之后，发现书稿已被白蚁蛀烂，全书皆成细碎纸片，原编集的内容，已无处寻觅。尤其可惜的是，书稿中所附的数年来治疗危重病症的经验均无从追忆。1894年，汪莲石移居上海后，抽暇再从各家书中追忆从前所采择者，复辑成《伤寒论汇注精华》一书。书中收入的，以喻嘉言、陈修园、舒诏之说为多，尤其推崇舒诏的观点。除此之外，还有柯韵伯、李肇天、汪双池、汪苓友、罗紫尚、孙广从、张盖仙、陈师亮、陈平伯、周宗超、周镜园、萧克协、舒帝锡、薛步云、程郊倩、魏念廷等，共约40家。全书不仅集诸家学说之精华，也附入其个人见解与发挥，如“卷首”即作专论，指出“‘伤寒’之‘伤’字与‘中风’之‘中’字俱宜作‘受’字或‘感’字解”，使得“千古之蒙蔽可破”，“此书之用益广，而后读此书者，不畏其难”。

总之，《伤寒论汇注精华》系近代经方大家汪莲石尽其数十年之精力，荟萃历代《伤寒论》注本之精华，间附己意编撰而成。是一部有见解、切实用的研究《伤寒论》的著作，是一本学习、研究《伤寒论》较好的参考书。

《伤寒论汇注精华》凡九卷，卷首一卷。1920年由扫叶山房校印出版，恽铁樵之族公恽敏龄为之作序，恽铁樵、长沙张焘、汀州伊立勋分别题跋。现存版本只有中华民国庚申（1920）苏州扫叶山房石印本，本次校勘即以此为底本。校勘、注释的原则是：

1. 采用现代标点方法，对原书进行重新句读。

2. 凡原书中的繁体字，均改为规范简化字。

3. 凡底本中因写刻致误的明显错别字，予以迳改；俗写字、异体字、古今字，以简化字律齐，不出校。

4. 因改为简体横排，原书中代表前文的“右”字”，一律改为“上”字；代表下文的“左”字，一律改为“下”字。

5. 对个别冷僻字词加以注音和解释。

6. 原书《伤寒论》原文与现代通行本多有出入，为保持原貌，除对个别明显影响文义理解的文字，加以校改并出注说明外，其余一仍其旧。

7. 原书每卷下有“婺源汪莲石先生编辑、扫叶山房校印”字样，因无关文义，今一并删去。

由于整理者水平有限，疏漏之处在所难免，敬请同行专家斧正。

张效霞

2010年9月

目　　录

伤寒论汇注精华

序

余不能医，喜涉猎医书，不为人治病，粗知方药，案头常置《医门法律》[1] 及陈修园[2]之书。家人偶婴[3]小极[4]，

① 《医门法律》：清代喻昌撰于1658年。6卷，一作12卷。结合临床病证，阐述辨证论治法则，即所谓“法”；并明确指出一般医生在辨证治疗上易犯之错误，揭示禁例，即所谓“律”。卷一阐述四诊之法律和《内经》、《伤寒论》证治法则；卷二至卷六以风、寒、暑、湿、燥、火及杂证分门论述各类疾病的证治。每门先列论，分析每一病证的病机变化；次为“法”，再次为“律”。其中如大气、秋燥诸论，均有创见。

② 陈修园：即陈念祖，字修园，一字良有，号慎修，清代福建长乐县人。幼家贫，刻苦习儒，兼习古代医典，尤推重仲景之书。早年肄业于福州鳌峰书院，乾隆五十一年（1786）补诸生。此后曾随泉州名医蔡茗庄（宗玉）学。乾隆五十七年（1792）中举人，宴寓京师，时刑部郎中伊朝栋中风，不省人事，手足偏废，汤米不入口者十余日，群医皆云不治。修园治之，大剂而起，声名大震，求治者日盈其门。又次年，除授河北威县知县，赴任后于公务之暇，仍为人治病。在恒山、保阳、高阳救灾，灾后温疟流行，误死于庸医者甚多，念祖乃精选方剂108首，编为《时方歌括》，广布于世。为官廉明，《县志》记有政声。嘉庆二十四年（1819）六十三岁，以老病乞归，讲医学于长乐嵩山井上草堂，徒甚众。平生素多著述，有《长沙方歌括》、《金匮方歌括》、《金匮要略浅注》、《伤寒医诀串解》、《神农本草经读》、《医学三字经》、《医学实在易》、《医学从众录》、《女科要旨》、《时方妙用》、《时方妙用歌括》、《新方八阵砭》、《伤寒论浅注》、《十药神书注解》、《伤寒真方歌括》、《灵素节要浅注》等，后世以十六种合刊编为《南雅堂医书全集》（一作《陈修园医书十六种》，或题为《公余十六种》）。另有《陈修园医书》二十一种、六十种、七十种、七十二种等刊本，系与其他医家之作由书肆合刊之丛书。

③ 婴：遭受。

④ 极：病。《说文广义校订》：“极，又因穷极之义引为困也，病也，疲也。”

医或投药不效，辄讽[1]以己意，正其讹误。医随吾意定方，辄霍然。此无他，医所据者，《温病条辨》[2]、《叶天士医案》[3] 诸书；吾所据者，《伤寒》也。虽然吾于《伤寒》总不能无疑，陈氏[4]循文释义，谨守绳墨，于不可解处，委曲言之，其斡旋之迹象显然。喻氏[5]眼高于顶，不惮以己意改定《伤寒》章节，谓为武断，当亦无辞。自来注《伤寒》者，言人人殊，果其书为仲景原

---

① 讽：用委婉的语言暗示、劝告或指责。

② 《温病条辨》：清代吴瑭（1758～1836）撰。6卷。瑭，字鞠通，江苏淮阴人。年十九，发奋攻医，博览历代名贤著述，去其错误，取其精华，尤其师承叶桂的思想，间附己意，于嘉庆三年（1798）撰成此书。卷一为上焦篇，论述各种温病的上焦证。卷二为中焦篇，论述中焦的各种温病及寒湿证的证治方药，并于湿温之中论疟、痢、疸、痹等病。卷三为下焦篇，阐述温病下焦证的证治方药，并附寒湿数条，兼述由温热之邪所致的便血、咳嗽、疝瘕、疟、痢、疸、痹等杂病。卷四为杂说，论述温病诊断和治疗等有关问题。卷五为“解产难”。卷六为“解儿难”，结合温病的理、法、方、药，讨论产后调治、产后惊风、小儿急慢惊风和痘症等问题。是一部切于使用、流传甚广的温病名著。

③ 《叶天士医案》：又名《增补叶天士医案》、《增补重编叶天士医案》、《叶天士医案萃编》。清代叶桂撰，陆士谔重编，刊于1921年。陆氏以《临证指南医案》所收不尽精要，体裁亦有不合，而《三家医案合刻》、《叶氏医案存真》又未分门别类，不利于初学，遂集叶氏医案精萃，厘为4卷，共49门，间附名医论治。

④ 陈氏：此指陈修园。

⑤ 喻氏：此指喻嘉言。名昌，晚号西昌老人。明末清初江西新建县人。自幼习举业，明崇祯三年（1630）以副榜贡生入都，上书欲有所为，不见纳，遂削发为僧，深明禅理，兼事医术，深悟医理，名震大江南北。晚年潜心著述，开堂讲授医学。著《寓意草》（1643），录治案60余例，载有人痘接种以预防天花之病案，并创立议病式（病历）。著《尚论张仲景伤寒论重编三百九十七法》（简称《尚论篇》）8卷，刊于顺治五年（1648），此书对后世影响较大。另有《尚论后篇》4卷、《医门法律》12卷、《喻选古方试验》（王兆杏辑录）4卷，均行于世。

书，安得莫衷一是？可知必有错简讹脱之处。错简讹脱可以考证，不可以己意倒置也；可以阙疑，不可以曲说穿凿也。陈、喻两家为晚出善本，而其知如此，则有注转不如无注之为善也。余固无意于医，然苟有津梁，亦不厌深入，特苦于无可质疑。时医读书者少，余恐窘之，亦不问也。而有时值戚友大病临危，群医束手之顷，余又绕室彷徨为唤，奈何不置夙闻？

先生有神医之誉，屡起沉疴，震于耳者久而未由识面。己未[①]之秋，因族孙铁樵得闻绪论，心结顿开，又读所纂《伤寒汇注》大旨，汇集诸说，比短较长，复附以论断，明白晓畅，不事穿凿，亦无纤屑武断之处。余向所疑者，涣然若冰释。余于此道鲜有阅历，所涉猎者亦浅，何足以序？

先生之书，惟以此得窥见灵兰秘奥，则此书实释迦之宝筏，天龙之指头也。

岁在庚申[②]二月阳湖恽毓龄谨叙

---

① 己未：中华民国八年，即1919年。
② 庚申：中华民国九年，即1920年。

《伤寒论汇注精华》卷首

述学医之缘[①]起

余年二十，即橐笔[②]游江浙。夏秋间，忽病发热，二三日不退。延医诊视，曰暑热也。连进数方无效。更一医，曰此伏暑也。数日亦不效。复更一医，曰秋温也。如是延缠月余，饮食渐减，体渐消瘦，惫甚，愤不服药。渐觉热晨退晚作，继又为寒热，延至冬初始愈。次年夏秋间，又病如前状。医至，亦曰暑热。视其方药，似与前病时所服大同小异，无效亦如之。遂决意不服药，病月余自愈，如是三年。先君示曰：此不服水土，且勿游。遂止家中，设帐授徒焉。

先君体弱，有脘痛旧病，发即呕吐，饮食不能进，每年必发一二次。甲戌[③]秋病作，医治罔效，七日而见背[④]。予痛甚，深恨不知医之苦。叩诸本家前辈，学医

① 缘：原作"原"，音近而讹，迳改。下同。

② 橐（zhè）笔：亦作"橐笔"。古代书史小吏，手持囊橐，簪笔于头，侍立于帝王大臣左右，以备随时记事，称作"持橐簪笔"，简称"橐笔"。后亦以指文士的笔墨耕耘。

③ 甲戌：清同治十三年，公元1874年。

④ 见背：谓父母或长辈去世。

入门应读何书？均谓《脉诀》[①] 也，《汤头歌括》[②] 也，《临证指南》[③]、《温病条辨》也。家中藏书颇多，一一检阅，始知前客浙病时所服方药，二书中悉具。以曾服之无效也，遂不信之。堂叔某设帐在外，文名极[④]甚，知医而不行道。往叩焉，叔示曰：须读《灵枢》、《素问》、《伤寒》、《金匮》，多阅各家《伤寒》注释，药性必《神农本经》。所谓群言淆乱尊诸圣也。乃发[⑤]藏书遍索之，凡所指示悉备，遂从此自力焉。此学医之缘起也。

---

① 《脉诀》：历史上以《脉诀》为名的著作，甚多。一为六朝时人（一说五代时人）高阳生，曾将王叔和的《脉经》编成歌诀以便传诵，名曰《王叔和脉诀》。一为宋代崔嘉彦撰，又名《崔氏脉诀》、《崔真人脉诀》、《紫虚脉诀》，1 卷，撰年不详。作者鉴于脉理难明，遂以通俗易晓之文笔，以四言之形式阐述脉学义理。论脉，以“浮、沉、迟、数为宗，风、气、冷、热主病”。本书对后世脉学有相当影响。明代李言闻曾予补订，改名《四言举要》，李时珍将其辑入《濒湖脉学》中。三为南宋刘开撰，又名《刘三点脉诀》、《复真刘三点先生脉诀》，撰于 1241 年。本书将七表八里脉法总括为浮、沉、迟、数四类。此外，清代刘璞、叶盛、董西园、朱铭石、陈璞等也曾分别撰有《脉诀》，但流传不广。

② 《汤头歌括》：又名《汤头歌诀》。清代汪昂于康熙三十三年（1694）编撰。本书选集中医常用方剂 320 余首，按功效分为 20 类，用七言诗体编成歌诀 200 首。歌诀中包括方名、组成药物、适应证及加减法等。并附注释，说明制方意义。简明扼要，便于诵读记忆，流传很广。

③ 《临证指南》：即《临证指南医案》。10 卷，清代叶桂撰，门人华岫云等辑录整理，刊于 1766 年。其中内科杂病医案 8 卷，妇、幼科病案各 1 卷。内容以病为纲，分为 89 门，体现了叶天士辨证细致、善抓主证的特点。其中温病治案颇多，吴瑭撰《温病条辨》多取材于此。每门之后均附论一篇，由叶天士门人分别执笔。书末附有案中所引用的方剂。因其系随见随录，故各案缺乏完整系统性。

④ 极：原作“籍”，音近而讹，迳改。

⑤ 发：开启，打开。

述汇是书之缘起

《伤寒》一书，注释者数十家。予家藏书中，搜之约得十种，遂细研究，觉各有所长，各有所偏，议论纷纷，莫衷一是。惟江西喻氏、钱塘二张[①]、长乐陈氏，俱能发挥透辟。喻氏于三阳三阴，均分为上、中、下三篇，于合病、并病，另为析出。颇觉有条不紊，较之原书，眉目更为分明，具有绝大识见。二张则以五运六气，援引《内经》以为指证，使《论》中精谊，了然纸上，有功后学不少。陈氏则于无字句中衬以小注，使读者豁然开爽，原文之奥旨毕宣，尤为煞费苦心。然于原文不能令人无疑处，亦曲为之解，颇觉于心未惬[②]。如"太阳篇"云：表未解，医反下之，阳气内陷，心下因硬，则为结胸。是结胸明明为误下所致，理无可以再

① 钱塘二张：指张志聪、张锡驹。张志聪，字隐庵，清代浙江钱塘（今杭州）人。少年丧父，遂弃儒习医，师事名医张卿子，穷研医理，于《内经》、《伤寒论》颇有心得。构侣山堂于杭州香山，招同道、弟子数十人，讲论医学，为中医医学教育民间授徒形式之一大发展。著《素问集注》、《灵枢集注》、《伤寒论宗印》、《金匮要略注》、《侣山堂类辨》、《本草崇原》等行于世，《针灸秘传》今佚。晚年又著《伤寒论纲目》9卷（1673），复集《伤寒论》各家注而为《伤寒论集注》，书未成而卒，由门人续撰为6卷。张锡驹，字令韶，清代浙江钱塘（今杭州）人。曾学医于名医张志聪，著有《伤寒论直解》6卷，刊于1712年。另有《胃气论》，1797年日本刊行。

② 惬（qiè）：快意，满足。

下，况又称为阳气内陷，何得复主以大陷胸汤？无怪是书前贤多谓王叔和伪撰。如此者颇多，怀疑者十余年莫释。后得进贤舒驰远[①]先生《伤寒集注》[②] 读之，凡予所疑难之处，先生直斥之为非仲景之法。先得我心，于是疑者涣然冰释，益憬然[③]于读书之不可不多也。因念尽读诸书，非竭十年之力不可，然读之而不能尽记忆，读如未读也。以予之鲁钝，每强半遗忘，于是思为汇成一书，择诸家注释之详明者，去其闲字闲句、无甚深义之文，而录其切当不移，合于《灵》、《素》之旨者，萃诸名家之精华，句句可诵，字字可法。虽未读《灵》、《素》，而《灵》、《素》之要旨、五运六气之制化，罔不略具。俾读者省查检之劳，而学者得真传之道焉。此汇是书之缘起也。

---

① 舒驰远：名诏，字驰远。清代安徽进贤人。师承喻昌之学，撰有《伤寒集注》、《辨脉篇》、《女科要诀》等书。

② 《伤寒集注》：《舒氏伤寒集注》的简称。清代舒诏编撰，刊于1750年。舒诏为喻嘉言再传弟子，于《伤寒论》注家中推崇喻氏《尚论篇》，但又认为"其间遗义尚多"，遂以此书为基础，"参考百家，征以症治"予以补订集注，并记述了本人及其门弟子的一些学术见解。还补充了《伤寒论》113方方论，将原方列于条文之下，阐析立方之旨、命名之义及药物性能。书刊行后，舒氏两次重订，后世通行本为1770年《再重订伤寒集注》。

③ 憬然：觉悟貌。

述《汇注》编次已经两易

予三十年前，曾汇《伤寒论》注，以喻嘉言先生《尚论篇》[①] 之先后为次序。书成细思，似失原文之本来面目。盖嘉言尚论古人，不妨独抒已见，兹仍名之为《伤寒论》，自以仍原文之旧为名实相符。其时有友人陈君，力劝梓以问世，并愿助刊资。予以编次未惬于心，遂搁之书笥[②]中，欲待更易，旋亦忘之。年余，忽念笥中书久未曝晒，恐其霉坏，乃启笥，则一角之书，尽被白蚁蛀烂，是册亦与焉，恨甚。以虽无甚足贵，而实费数年之精神，且有数年来经验治愈之重候，于此书有合者，附录于后，一旦损坏，无从追忆，不比各家著作，尚有原书可查，悔恨交集。自甲午[③]移家侨沪，多暇，

① 《尚论篇》：全名《尚论张仲景伤寒论三百九十七法》。清代喻昌撰。初刻于1648年。本书主要参考《伤寒论条辨》，但编次有所不同，内容有所补正。喻昌尊方有执之论，以冬伤于寒，春伤于温，夏秋伤于暑为主病之大纲；四序之中，以冬月伤寒为大纲；伤寒六经之中，以太阳为大纲；太阳经中，又以风伤卫、寒伤营、风寒两伤营卫为大纲，细绎有关条文。其余《伤寒论》原文，则六经各自为篇。将合病、并病、坏病、痰病四类，附于三阳经末；将过经不解、瘥后劳复、阴阳易等附于三阴经末。全书提纲挈领，条理比较清楚。本书于1763年江西黎川陈氏重刊时并为四卷，而别刻喻昌《尚论后篇》4卷，论述温证、伤寒、真中风、小儿诸症以及太阳阳明方、阳明少阳方、三阴及各证方等，与《尚论篇》合为八卷。

② 笥：古时一种用竹、苇编制的箱子。

③ 甲午：清光绪二十年，公元1894年。

乃出各家书，追忆从前所采择者，复汇是篇。次序一仍原文之旧，其“平脉”、“辨脉”、“可与不可与”诸篇，概置不录。“霍乱”一篇，原文列“痉湿暍篇”之前者，为之易置于后。盖二篇多有谓为叔和所添者，且多已见于《金匮》，即置之亦可。但“痉湿暍篇”，其文皆言六经病，则以附伤寒之后，未尝不可。至“霍乱篇”，更无六经症候，似甚可删。然《伤寒论》则《卒病论》也，无非治六淫外感之书，并非伤寒是另有一种之病，则霍乱亦卒病之一，何尝不可附及？如必谓非伤寒之类，并“痉湿暍”诸篇而尽除之，直不啻误认伤寒为另一种之重病，而为造“南边无真正伤寒”之说者之助矣。以其无六经之见证也，故附于诸篇之最后。

论“伤寒”之“伤”字与“中风”之“中”字俱宜作“受”字或“感”字解

张隐庵谓《伤寒论》原名《卒病论》，历代名家多有言之者。《内经》云：百疾之始期也，必生于风雨寒暑。又云：虚邪之中人也，起毫毛而发腠理。可知卒病者，即六淫外感之病也。按：原文“太阳篇”首即曰：太阳病，发热，汗出，恶风，脉缓者，名为中风。次云：太阳病，或已发热，未发热，必恶寒，体痛，呕逆，脉阴阳俱紧者，名曰伤寒。可见仲景风寒并举，并无畸[①]轻畸重之分。总之，皆感冒外邪之病也。其“中”字、“伤”字，别无深义，不过感受风与寒而已。其谓风邪之感人也，如矢石之中人，从皮毛袭入，故于“风”字上加一“中”字，文势使然耳。《金匮》中风瘫痪，另有一病，与此所谓“名为中风”者，大不相侔，而名称则一。则《本论》之“中风”，名之为“伤风”，亦未为不可。必称为“中”，实当时文字之习惯，古人实无别有深意存乎其间也。观此则知“伤寒”之“伤”字，谓之为“中寒”，亦无不可。总之，不过感受之意义而已。将此两字作“感受”解，而千古之蒙蔽可破。

---

① 畸：偏。

不然，即世称“北边有真伤寒、南边无真伤寒”之说，无以破的也。每见市医者，有“男妇内外伤寒方脉”字样招纸，遇病之沉重者，则称为伤寒；先轻后重者，谓为某病变伤寒。则其视伤寒为另有一种之病，而出乎六淫外感之外者，由来久矣。尤可笑者，其悬伤寒方脉牌之医，问以《伤寒》书，恐茫乎未曾见过也。夫病不离乎风、寒、湿、暑、燥、火六淫。仲景书中之伤寒，即伤六淫中之寒，非别乎风、寒、暑、湿、燥、火之外，复另有一寒也。何世之医者，一谈及伤寒，则惊为不经见之重证？一见有重证，即指为伤寒乎？无非惑于“伤”字，见解不清耳。吾故谓《伤寒论》中，“中风”之“中”字，“伤寒”之“伤”字，俱当作“受”字或“感”字解，则此书之用益广，而后读此书者，不畏其难。特千古以来无人道破，以予之才疏学浅，奚足以取信于人？然我尽我心而已。知我罪我，不遑计也。

自序

《伤寒论》一书，前贤多有谓其散佚于兵燹，得诸传者之口，非仲景全文，其中多王叔和所撰补者。此语不得尽谓为无稽之谈。修园谓汉晋仅两朝，岂有散佚？皆因后人学问未深，不能解其奥妙，遂疑是叔和伪撰。此亦先生笃信之过，而于时务未之深究也。两汉之末，以至于晋，其间，王莽、董卓篡窃于朝，赤眉、黄巾扰乱于野，其他流寇，时有窃发；蜀、魏、吴三国，寻仇吞并，乘舆屡迁，宫禁被毁。而谓仲景之书不致遭于兵燹，未免失之一偏。平心而论，各篇之先后次序，似不能免倒置紊乱之可疑，且不能免矛盾悖法之病。其经舒驰远指驳之处，确有见地，能启后人之聪明，不为前人蒙混，实能合乎理法。惟舒先生信用参、芪，亦未免有过当处。不揣鄙陋，于各家注释未能切当不移之条，窃附己意，补其阙漏，以俟高明之教我焉。是为序。

录张隐庵先生《序例》

《伤寒》原名《卒病论》，非必风伤卫、寒伤荣也。《素问》“玉机篇[①]”云：风寒客于人，使人毫毛毕直，皮肤闭而为热。《灵枢》“五变篇”云：百疾之始期也，必生于风雨寒暑，循毫毛而入腠理。《素问》“皮部篇[②]”云：百病之始生也，必先于皮毛。《灵枢》“刺节篇[③]”云：虚邪之中人也，洒淅动形，起毫毛而发腠理。可知风寒皆外邪，先客皮毛，后入肌腠；留而不去，则入于经；再留不去，则入于腑。亦不能泥“脉缓为中风、脉紧为伤寒”之说。本《论》“太阳篇”云：伤寒脉浮而缓。“阳明”、“太阴篇”云：伤寒脉浮而缓。“太阳篇”：脉紧者必咽痛。“阳明篇”云：脉浮而紧者必潮热。须知阴邪伤阴，阳邪伤阳，邪正同类，两不相持，则其脉缓；寒邪伤阳，热邪伤阴，邪正阴阳两相搏击，则其脉紧也。亦无“伤寒恶寒、伤风恶风”之说。本《论》云：伤寒四五日，身热恶风。又云：太阳中风，啬啬恶寒。须知寒为太阳之本气，风乃寒中之动气。病太阳而皮毛凝敛则恶寒，病太阳而皮毛开发则恶

---

① 玉机篇：指《素问·玉机真脏论篇第十九》。
② 皮部篇：指《素问·皮部论篇第五十六》。
③ 刺节篇：指《灵枢·刺节真邪第七十五》。

风。风邪始入，毛窍未开，虽中风而亦恶寒；寒入于肌，邪伤腠理，虽伤寒而亦恶风也。至“伤寒无汗、中风有汗”之说，更不能泥。本《论》伤寒脉浮自汗出，又太阳中风，不汗出而烦躁，须知风在皮毛，亦必无汗；寒入肌腠，亦当有汗也。又有谓伤寒宜麻黄汤、中风宜桂枝汤者，《本经》麻黄主治中风、伤寒、头痛，凡病在皮毛，麻黄可用。桂枝气味辛甘，本《论》用以解肌，凡病在肌腠，桂枝可用。本《论》恶风、无汗而喘，宜麻黄汤；喘而汗出，麻杏甘石汤；外证未解，宜桂枝汤；微恶寒者，表未解也，可发汗，宜桂枝汤。可证也。

三阳三阴，谓之六气。天有此六气，人亦有此六气，无病则运行不息。外感风寒，则以邪伤正，始则气与气相感，继则从气而入于经。《素问》“至真要大论”：六气司天，六气在泉，皆始于厥阴，终于太阳。本《论》中纪日者，言正气也；传经者，言病气也。《素问》云：传者，乘也。乃从此乘彼之意也。三阴三阳，乃人身经气，而各有部：太阳分部于背，阳明分部于胸，少阳分部于胁，太阴分部于腹，少阴分部于脐下，厥阴分部于季胁、少腹之间。其六气纪日，一曰太阳，二曰阳明，其次相纪，皆以正气为主，兼论病邪之有无。后之读者，因证而识正气之出入，因治而知经脉之循行，则取之有本，用之无穷矣。

节录喻嘉言先生尚论伤寒论大意

后汉张仲景著《卒病伤寒论》十六卷，至晋代不过两朝，其《卒病论》六卷，已不可复睹，即《伤寒论》十卷，想亦劫火之余，仅得之读者之口，故其篇目先后差错。赖有三百九十七法、一百一十三方之名目，可为校正。晋太医令王叔和，附以己意，编集成书。今世传之《伤寒论》，乃宋秘阁臣林亿所校正、宋人成无己所诠注之书也。万历间，方有执①著《伤寒条辨》②，削去叔和《序例》，大得尊经之旨。其于太阳三篇，改叔和之旧，以风寒之伤荣卫者分属，卓识超越前人。此外，

---

① 方有执：字中行，明代安徽歙县人。早年以儒为业，饱读诗书经义，成年以后，家庭迭遭不幸，前后两位妻子和五位子女都因中风伤寒病故，自己也染上重症，险些丧命。面对一连串变故，愤悲至极，尽弃往日所学，专心研习医道，并倾全力深究伤寒原理，希望在余生中能够以医术济人。精心探索张仲景《伤寒论》凡 20 余年，感到《伤寒论》由于年代久远，窜乱颇多，诠释仅依文意难免错讹，需要重新进行整理和编次。于是，花费了整个后半生的精力，著成《伤寒论条辨》8 卷，成为《伤寒论》研究中“错简重订派”的鼻祖。另著有《痉书》1 卷，辨析痉病和惊风两种病症相当精当，在临床上有很高的参考价值。

② 《伤寒条辨》：即《伤寒论条辨》。8 卷，明代方有执撰，刊于 1592 年。认为《伤寒论》一乱于王叔和的重编，再乱于成无己的注释，失去仲景原著伤寒兼杂病的完整性。遂予重新编注、考订，并调整了若干条文的编次。删去了《伤寒例》一篇，将伤寒太阳病分为风伤卫、寒伤营、风寒两伤营卫三大类型，形成了著名的“三纲鼎立”说，在医学领域产生了深远的影响，开《伤寒论》研索的一代新风。全书前列图说，后附《本草钞》、《或问》、《痉书》各 1 卷。在《伤寒论》注本中卓有影响。

不达立言之旨尚多。悠悠忽忽，沿袭[1]至今。所谓千古疑窦，至此莫破。兹欲溯仲景全神，不得不先勘破叔和。如太阳经中，证绪纷繁，后学已难入手，乃更插入温病、合病、并病、过经不解病，坐令读者茫然。阳明经中，漫次仲景偶举问答一端，隶于篇首，纲领倒置，先后差错。至于霍乱病、阴阳易、瘥后劳复等证，不过条目中事耳，乃另立篇名，与六经并峙，又何轻所重而重所轻耶？兹先振举主其大纲，后详明其节目，从而尚论之者，诚以冬春夏秋，时之四序也。冬伤于寒，春伤于湿，夏秋伤于暑热者，四季中主病之大纲也。其冬伤于寒一门，仲景立法独详于春夏秋三时者，盖以时令虽有不同，其受外感则一，自可取治伤寒之法，错综用之耳。引申触类，治百病有余，况同一外感乎？

① 袭：原作"习"，音近而讹，迳改。

节录陈修园先生《序》

仲景书，本于《内经》，法于伊尹。《内经》详于针灸；汤液治病，始自伊尹，扁鹊、仓公因之。至仲景专以方药为治，而集群贤之大成。其“平脉”、“辨脉”、“伤寒序例”、“可与不可与”诸篇，为王叔和所增。自“辨太阳病脉证篇”至“劳复”止，皆仲景原文。成无己注后，诸家皆有移易，皆由前人谓《伤寒论》非仲景原文。惟张隐庵、张令韶二家，俱从原文注解，阐发五运六气、阴阳交会之理，恰与仲景“自序”撰用《素问》、《九卷》、《阴阳大论》之旨吻合。今照分其章节，另于方中行、喻嘉言各家中，严其采择以补之。是书虽论伤寒，而百病皆在其中。内而脏腑，外而形身，以及气血之生始，经俞之会通，神机之出入，阴阳之变易，六气之循环，五运之生制，上下之交合，水火之相济，寒热虚实，温清补泻，无不悉备。且疾病千端，治法万变，统于六经之中，即吾道一以贯之之义。

是书为晋太医令王叔和撰次、宋臣林亿等校正、金聊摄成无己注解，此为原本。其“辨脉”、“平脉”、“序例”、“可与不可与”诸篇，叔和所增入者，悉去之。

节录陈修园先生《读法》

六气之本标中气不明，不可以读《伤寒论》。《内经》云：少阳之上，火气治之，中见厥阴；阳明之上，燥气治之，中见太阴；太阳之上，寒气治之，中见少阴；厥阴之上，风气治之，中见少阳；少阴之上，热气治之，中见太阳；太阴之上，湿气治之，中见阳明。所谓本也，本之下，中之见也；见之下，气之标也。“至真要大论”曰：少阳、太阴从本；少阴、太阳从本从标；阳明、厥阴不从标本，从乎中也。少阳、太阴从本者，以少阳本火而标阳，太阴本湿而标阴，标本同气，故当从本。然少阳、太阴亦有中气，而不言从中者，以少阳之中，厥阴木也，木火同气，木从火化矣，故不从中也。太阴之中，阳明金也，土金相生，燥从湿化矣，故不从中也。少阴、太阳从本从标者，以少阴本热而标阴，太阳本寒而标阳，标本异气，故或从本，或从标，而治之有先后也。然少阴、太阳亦有中气，以少阴之中，太阳水也，太阳之中，少阴火也。同于本则异于标，同于标则异于本，故皆不从中气也。至若阳明、厥阴，不从标本，从乎中者，以阳明之中，太阴湿土也，亦以燥从湿化矣。厥阴之中，少阳火也，亦以木从火化矣。故阳明、厥阴，不从标本而从中气也。要之，五行之气，以木遇火则从火化，以金遇土则从湿化，总不离于水流湿、火就燥，同气相求之意。化而过者宜抑之，化而不及者宜培之也。

六经之为病，仲景各有提纲。太阳以“脉浮、头痛、项强、恶寒”八字为提纲；阳明以“胃家实”三字为提纲；少阳以“口苦、咽干、目眩”六字为提纲；太阴以“腹满而吐、食不下、自利益甚、时腹自痛、若下之、必胸下结硬”二十三字为提纲；少阴以“脉微细、但欲寐”六字为提纲；厥阴以“消渴、气上撞心、心中疼热、饥而不欲食、食则吐蛔、下之利不止”二十四字为提纲。以提纲为主，参以《论》中兼见之证，斯无遁情矣。

太阳为先天之巨阳，其热发于营卫，故一身手足壮热。阳明乃太、少两阳相合之阳，其热发于肌肉，故蒸蒸发热。少阳为半表半里之阳，其热发于腠理，时开时阖，故往来寒热。太阴为至阴，无热可发，因为胃行其津液以灌四旁，故得主四肢而发热于手足，所以太阴伤寒，手足自温；太阴中风，四肢烦疼。少阴为封蛰之本，若少阴不藏，则坎阳无蔽，故有始受风寒而脉沉发热者；或始无表热，八九日来，热入膀胱，致一身手足尽热者。厥阴当两阴交尽，一阳初生，其伤寒也，有从阴而先厥后热者，从阳而先热后厥者，或阳进而热多厥少，或阳退而热少厥多，或阴阳和而厥与热相应。此三阴三阳发热之差别也。

六经定法

进贤舒驰远先生著

太阳病，头项强痛，腰背骨节疼痛，恶寒发热，此为太阳经证。时有微汗者，为风伤卫，法主桂枝汤以驱卫分之风。壮热无汗者，为寒伤营，法主麻黄汤以发营分之寒。头身疼痛，发热恶寒，不汗出而烦躁者，为风寒两伤营卫，法主大青龙汤，营卫互治，风寒并驱。太阳邪传膀胱，口渴而小便不利，此为太阳腑证。法主五苓散以去腑邪。小便不利者，气不行，病在气分，不可用猪苓血分之药，当以桔梗易之。太阳腑证，有蓄尿、蓄热二端。膀胱有尿，热邪入而搏之，则少腹满为蓄尿；若无尿，热邪入无所搏，则少腹不满，为蓄热。蓄尿者倍肉桂，蓄热者易滑石。有为蓄尿过多，膀胱满甚，胀翻出窍，尿不得出，膵胀异常者，名为癃闭，不可用五苓。愈从下利，其胀愈加，而窍愈塞，尿愈不得出。法宜白蔻、宣畅胸膈。砂仁、半夏、醒脾开胃。肉桂、化气。桔梗、开提。生姜、升散。此提壶揭盖之法。使上焦得通，中枢得运，而后膀胱之气方能转运，斯窍自顺而尿得出。其少腹硬满，小便自利者，为膀胱蓄血。详见“太阳篇”。

阳明病，前额连眼眶胀痛，鼻筑[1]气而流清，发热不恶寒，此为阳明经证。法主葛根以解阳明之表。口燥，心烦，汗出，恶热，渴欲饮冷，此热邪渐入阳明之里。法主白虎汤以彻其热。张目不眠，声音响亮，口臭气粗，身轻恶热，而大便闭者，此邪热已归阳明之腑。法主小承气汤，微荡其热，略开其闭；加之胃实，腹满，微发谵语者，可以调胃承气汤，以荡其实，而去其满；更加舌苔干燥，喷热如火，痞、胸腹塞闷。满、膨胀。实、胃按之痛。燥、便闭干结。坚，按之石硬。与夫狂谵无伦者，法主大承气汤，急驱其阳以救其阴。

少阳头痛在侧，耳聋，喜呕，不欲食，胸胁满，往来寒热，此为少阳经证。法主柴胡汤以解少阳之表。口苦，咽干，目眩，此为少阳腑证。法主黄芩以泻少阳里热。

太阴腹满而吐，食不下，时腹自痛，自利不渴，手足自温，法主理中汤加砂、半。若胸膈不开，饮食无味，而兼咳嗽者，乃留饮为患，法宜理脾涤饮。若由胃而下走肠间，沥沥作泻者，名曰水饮；若由胃而上入胸膈，咳逆倚息，短气不得卧者，曰支饮；若由胃而旁流入胁，咳引刺痛者，名曰悬饮；若由胃而溢出四肢，痹软酸痛者，名曰溢饮。又有着痹、痛在一处。行痹流走无定。二证，与溢饮相似而证不同，乃为火旺阴亏，热结经隧，赤热

---

① 筑：塞。

肿痛，手不可近，法宜清热润燥。若身目为黄，而小便不利，不恶寒者为阳黄，法宜茵陈五苓散；若腹痛厥逆，身重嗜卧而发黄者为阴黄，法宜茵陈附子汤。

理中汤加砂半：人参　白术　干姜　甘草　半夏　砂仁

理脾涤饮：黄芪　白术　砂仁　白蔻　半夏　干姜

水饮：前方加肉桂

支饮：加故纸、益智，更用斩关丸下痰。

悬饮：加芫花、草果，搜出肋缝之痰。

溢饮：加虎骨、威灵仙。手加干姜，足加附子。

少阴真阳素旺之人，外邪传入，则必协火而动。心烦不眠，肌肤熯燥，神气衰减，小便短而咽中干，法主黄连阿胶汤，分解其热，润泽其枯。真阳素虚者，外邪传入，则必协水而动。阳热变为阴寒，目瞑倦卧，声低息微，少气懒言，身重恶寒，四肢逆冷，腹痛作泻，法主温经散邪，回阳止泻。

清热润燥：人参　竹沥　阿胶　天冬　玉竹。手加桑枝，足加桑根。

回阳止泻：附子　干姜　黄芪　白术　半夏　砂仁　故纸　益智

茵陈附子汤：人参　白术　茯苓　附子　干姜　茵陈

厥阴有纯阳无阴之证，有纯阴无阳之证，有阴阳错杂之证。张目不眠，声音响亮，口臭气粗，身轻恶热，热深厥深，上攻而为喉痹，下攻而便脓血，此纯阳无阴之证也。法主破阳行阴，以通其厥。四肢厥冷，爪甲青黑，腹中拘急，下利清谷，呕吐酸苦，冷厥关元，此纯阴无阳之证也。法主驱阴止泻，以回其阳。腹中急痛，吐利厥逆，心中烦热，频索冷饮，饮而即吐，烦渴转增，腹痛加剧，此阴阳错杂之证也。法主寒热互投，以去错杂之邪。

喉痹者用：玉竹　天冬　石膏　鸡子白

便脓血者：生地　阿胶　黄连　鸡子黄

驱阴止泻用：附子　干姜　砂仁　半夏　黄芪　白术　吴萸　川椒

阴阳错杂用：上方浓煎，另用川连浸取轻汁和温服。

凡病总不外乎六经，以六经之法按而治之，无不立应。见一经之证，即用一经之法。经证、腑证兼见，即当表里两解；若太阳与阳明两经表证同见，即用桂枝、葛根，以合解两经之邪；兼少阳，更加柴胡；兼口渴而小便不利，即以三阳表药加入五苓散中；兼口苦、咽干、目眩，更加黄芩；兼口燥心烦、渴欲饮冷，当合用白虎汤于其间，并三阳表里而俱解之；若三阳表证与三阴里证互见，谓之两感，即当用解表于温经之内；若里重于表者，但当温里，不可兼表。

无论传经、合病、并病、阴阳两感，治法总不外乎此。

《伤寒论汇注精华》卷一之上

辨太阳病脉证篇上

太阳之为病，脉浮，头项强痛而恶寒。原文

太阳为诸阳主气，主人身最外一层，有通体、分部之不同；有经之为病，有气之为病。运行于周身之肤表，病通体之表阳，故脉应之而浮。《内经》：太阳之脉，连风府，上头项，挟脊，抵腰，至足，循人身之背。病在表而涉于经脉所循之分部，故强痛。恶寒者，恶本气之寒也。《内经》：太阳之上，寒气主之。人周身八万四千毛窍。太阳，卫外之气也。若病太阳之经，则背恶寒；若病太阳之气，则通体恶寒。节录陈注[①]。

太阳为六经之首，主皮肤而统营卫，所以为受病之始。喻氏[②]

太阳病，发热，汗出，恶风，脉缓者，名为中风。原文

---

① 陈注：指陈修园《伤寒论浅注》。下"节陈"、"录陈"、"陈氏"之"陈"，均指陈修园。

② 喻氏：指喻嘉言。下"节喻"、"录喻"之"喻"，均同。

风，阳邪也。太阳之标为阳，两阳相从，重在“发热”二字。

上项太阳病，见发热者，风性迅速，伤太阳之标阳也。风性鼓动，开发肌腠，外不固而汗出也。见风始畏为畏风，寒乃太阳之本气，风乃寒中所生之动气也。风性散漫，为阳邪，伤人阳气，故脉浮中见缓。风善行而数变，由毫毛直入肌腠，故名之为中。节录张[①]、陈

太阳病，或已发热，或未发热，必恶寒，体痛呕逆，脉阴阳俱紧者，名曰伤寒。原文

太阳病，中风外，又有寒邪初入，感太阳之标阳，即发热，或始袭皮毛，未得标阳之热化，必无风时亦畏寒。通体之气，为寒邪所伤而体痛；寒侵通体毛窍，则里气不疏而呕逆。太阳本寒，加以外寒，两寒凝聚，故脉紧。此为伤寒。节陈

舒氏[②]曰：“体痛呕逆”四字，可疑。体重者，里阴证也；呕逆者，寒饮上僭也。二证皆不可发汗，且非太阳的对必有之证，或兼见者有之，未可云“必”也。

愚按：邪入太阳，已得标阳之热化则发热，未得热化必恶寒。盖太阳之本，寒也。“必”字当仅属本句，非贯下“体痛呕逆”在内。舒氏于此等处发明之，深细

---

① 张：此指张志聪。下“节张”、“张氏”，均同

② 舒氏：此指舒诏。下“节舒”均同

之极，俾后学了然于辨证，厥功甚伟。修园解作必无风亦畏寒，未免失之自然，只可兼存一说。弃叟志

伤寒一日，太阳受之，脉若静者，为不传也。颇欲吐，若烦躁，脉数急者，为传也。原文

伤寒二三日，阳明少阳证不见者，为不传也。原文

此两节，一论阴阳表里之气相传，一论连贯之气相传。天之寒邪，伤人毛腠，则太阳正气受之。盖伤寒言邪，而太阳言正，脉静正和为不传。欲吐即少阴之见证，躁则足少阴寒之气，烦则手少阴君火之气，乃病太阳之气，中见少阴之化也。二日、三日为阳明、少阳主气之期，不见身热、自汗、口苦、咽干、目眩诸证，是气传而病不与之俱传。节陈

舒氏曰：伤寒之邪，化热则传经，未化则不传。欲吐，烦躁，脉数，为寒已化热之征。

太阳病，发热而渴，不恶寒者，为温病。若发汗已，身灼热者，名风温。风温为病，脉阴阳俱浮，自汗出，身重，多眠睡，息必鼾，语言难出。若被下者，小便不利，直视，失溲。若被火者，微发黄色，剧则惊痫，时瘛疭。若火熏之，一逆尚引日，再逆促命期。原文

太阳病之即发者，有中风、伤寒之异。其有伏邪不即发者，《内经》谓冬伤于寒，春必病温，是为春温病，治宜寒凉。若误辛温，则内蕴之热益甚，遂变风温重症，汗出，显出少阴危象。热在骨，身重；热在阴分，

神昏，多眠；肾热壅于肺，息鼾；壅于心，语言难出；误下，津液竭于下，小便不利；竭于上，目系紧急，直视；肾气将绝，不能约太阳，遗溺。若更被土来克水，发黄，热攻心，惊痫，生风，瘛疭，肤如火熏，现出黄中带黑色。

冬伤于寒，至春随阳气而发为温病。邪病太阳之标阳，故但热，渴，不恶寒。此言寒邪伏匿变温，应汗出即解。若发汗反灼热者，乃风邪伏匿之风温。

《内经》：冬不藏精，春必病温。脉阴阳俱浮者，谓少阴肾与太阳膀胱，一脏一腑，同时并发耳。发汗后，一一显出少阴本证，则不可复从太阳为治，所以汗、下、火俱不可施。春月时令本温，俱值风木用事。“风温”两字，不得分之为两。仲景于冬月正病，以寒统之，则春月正病，定当以风统之矣。冬不藏精之人，春月病发，全俱少阴之证，于“温”字上加一“风”字，以别太阳之温耳。

愚按：此条文义简奥，喻氏、舒氏均未列入注释条内，特提出另论详辨，以辟叔和之谬，甚为明决，学者当于《尚论篇》中详参可也。以上所录，择张、陈二家就句解句之文，然细按之，似未能妥惬处尚多。弃叟注

病有发热恶寒者，发于阳也；无热恶寒者，发于阴也。发于阳者，七日愈；发于阴者，六日愈。以阳数七，阴数六也。原文

太阳底面，即是少阴。《内经》云：太阳之上，寒气主之，以寒为本，以热为标也；少阴之上，君火主之，以热为本，以寒为标也。发热恶寒，发于太阳之标阳；无热恶寒，发于少阴之标阴。节陈

风为阳，卫亦阳；寒为阴，营亦阴。专指太阳而言，与“或已发热、或未发热”一条，互明其义。节喻

太阳病，头痛，至七日以上自愈者，以行其经尽故也。若欲作再经者，针足阳明，使经不传即愈。足三里穴。原文

“行其经”三字，谓自行其本经，与传经者不同，曲尽伤寒之变。传经者言邪，而纪日者言正。节张、陈

太阳病，欲解时，从巳至未上。原文

巳、午二时，日中而阳气隆，太阳之所主也。得天时旺气之助，邪退正复矣。节陈

风家，表解而不了了者，十二日愈。原文

风乃阳，亦为阴数。“辨脉篇”曰：以阳得阴则解也。

风家表解，用桂枝汤，则刺风池、风府之互词也。风邪虽去，阳气之扰攘未宁，不必治之。静养以需，不可喜功生事。节喻

病人身大热，反欲近衣者，热在皮肤，寒在骨髓也；身大寒，反不欲近衣者，寒在皮肤，热在骨髓也。原文

太阳标热本寒，少阴标寒本热。阳根于阴，必以骨髓之寒热为主。录陈

太阳中风，阳寸浮而阴尺弱，阳浮者，热自发；阴弱者，汗自出。啬啬恶寒，淅淅恶风，翕翕发热，鼻鸣干呕者，桂枝汤主之。原文

此论风邪薄[①]于太阳之肌表，而为桂枝汤证也。节张

“阳浮阴弱”，与后文“荣强卫弱”同义。邪入卫，脉必外浮，阳性热，风又善行，所以发热快捷，不待郁闭而自发。荣无邪助，比卫不足，脉必不足，阴弱不能内守，阳弱不能外固，所以汗易致，不待覆盖而自出。虽恶风、恶寒并举，而义重恶风。盖恶风未有不恶寒者，所以伤寒证中，亦互云恶风，又见恶寒未有不恶风者。后人谓“伤风恶风、伤寒恶寒”，苟简辨证，误人多矣。鼻鸣者，阳邪上壅也；干呕者，阳邪上逆也。录喻

关前为阳以候卫，卫得邪助故脉浮；关后为阴以候荣，荣无邪助故脉弱。风伤卫证，时发热，时有微汗。“鼻鸣干呕”四字，当有误。太阳行人身之背，阳明行人身之前。鼻鸣者，阳明证也；干呕者，气上逆，不可发汗，皆非桂枝汤的对之证。总缘《伤寒论》轶[②]于兵燹，后人传之不得其真也。节舒

---

① 薄：通“迫”。
② 轶：散失。

愚按：风邪从表入肌，肺主皮毛，故气为之不利，鼻鸣似亦伤风证中应有之候。至于干呕，则风已化热，阳气上逆，桂枝汤却非所宜。舒氏之论，不可谓非独具只眼。弃叟

桂枝汤方

桂枝去皮，三两　**芍药**三两　**甘草**炙，三两　**生姜**三两　**大枣**十二枚，劈

张隐庵[①]注：桂枝取稍光嫩之枝，如有皮者去之，非去枝上之皮也。

水七升，微火煮取三升，去滓，适寒温，先服一升。须臾，歠[②]热稀粥一升余。温覆，令微汗，不可令如水流漓。一服，汗出病瘥，停后服。汗不出者，服至二三剂。禁生冷、粘滑、肉面、五辛、酒酪、臭恶等物。

喻氏曰：桂枝气味俱薄，所以能解肌者，全在歠稀热粥以助药力。谷气内充，则邪不能入，且不能留，法中之法若此。

舒氏曰：桂枝走太阳之表，专驱卫分之风。后天之精气生血，其悍气生津，血入于荣，津行于卫。汗者，津液之余也。营行脉中，卫行脉外。风伤卫证，荣分无

① 张隐庵：即张志聪。
② 歠（chuò）：饮。

邪，恐其邪被桂枝攻击，乱溃而扰害于荣，故方中芍药蔽护荣分，斯无遗患。

太阳病，头痛发热，汗出恶风者，桂枝汤主之。 原文

此条与“名为中风”节相同，咸属风伤肌腠，前未主方，故于此复言之。录张

太阳病，项背强几几，反汗出恶风者，桂枝加葛根汤主之。 原文

《内经》云：邪入于腧，腰脊乃强。盖太阳之经腧在背，邪之中人，始于皮毛，次及肌络，次及经腧。邪入而经腧实，则皮毛虚，反汗出而恶风，视桂枝证同而不同，非得葛根领桂枝直入肌络，而还出肌肤之外，不能奏效。

喻氏以此条为太阳阳明合病，另立合病一门，亦甚精切。弃叟

桂枝加葛根汤

即桂枝汤原方加葛根四两

太阳病，下之后，其气上冲者，可与桂枝汤，方用前法。若不上冲者，不可与之。 原文

《经》云：太阳根于至阴。是太阳之气，由至阴而上胸膈，出肌腠，达皮毛，外行三阳，内行三阴，气从此出入，邪亦从此出入。师所谓“其气”者，指此而言也。所以伤寒言邪，则言正，而言正，则可以识邪。张

令韶

误下而阳邪下陷，然无他变，则可从表里两解之法，故以桂枝汤加于前所误下方内，则表邪外出，里邪内出，即用桂枝大黄汤之互词也。喻氏

愚按：如此解，则于原文“用前法”三字有着落，较修园解作“用歠粥取汗”切当。弃叟

桂枝汤，太阳之表药也。若太阳表证，现在误下而无他变证，正当用以解表，何论其气之上冲与不上冲，仲景必无此法。舒氏

太阳病三日，已发汗，若吐，若下，若温针，仍不解者，此为坏病，桂枝不中与也。观其脉证，知犯何逆，随证治之。原文

仲景只说三日，只说太阳病，连少阳亦未说到。下条有太阳转入少阳之坏病，有“柴胡证罢”四字，可见此为桂枝证罢，故不可复用也。喻氏

汗、吐、下、温针仍不解者，则知太阳病证仍在也。仍当以太阳成法治之，一定之理也。乃无端而名之曰“坏病”，而坏病中又无成法可施，岂不徒然多事乎？仲景当不有此。舒氏

桂枝本为解肌，若其人脉浮紧，发热，汗不出者，不可与也。当须识此，勿令误也。原文

风性迅速，从肤表直入肌腠，肌腠实，肤表虚，所以脉浮缓，汗自出。若浮紧，汗不出，是邪不在肌腠而

在肤表。桂枝为不出汗之大禁。陈氏

伤寒太阳，邪正相持，拒于肤表，不宜解肌。张氏

已见寒伤荣之脉证，即不可用风伤卫之治法。喻氏

愚按：喻氏此解，与张同而陈异，颇明白醒亮。弃叟

此寒伤荣证，忌用桂枝汤，乃忌方中芍药也。邪在荣分，误用芍药敛闭其荣，无出路矣。“解肌”二字有误，肌肉属阳明，桂枝乃太阳祛风之药，安得谓解肌？舒氏

若酒客，不可与桂枝汤，得汤则呕。以酒客不喜甘故也。原文

《经》云：酒随卫气，先行皮毛充络脉。此假酒客以喻病在皮毛、络脉。桂枝辛甘发散，辛走气而甘缓中。得之，则皮毛之邪从肌腠而入于中胃，故呕。

此节言皮毛之邪，入于中胃而呕；下节言络脉之邪，散于经脉而吐脓血。张氏

喘家作，桂枝汤加厚朴杏子佳。原文

平日素有喘之人，名曰“喘家”。虽曾愈而得病又作，宜厚朴从脾而输其气、杏子从肺以利其气。陈氏

此承上文而言，皮毛之邪不从肌腠而入于中胃，则闭拒皮毛而喘。喘家肺气不利，由于脾气不输，故桂枝汤宜加朴、杏。张氏

喘非表证，况亦各有所因。有因气虚者，宜补气；有因痰壅者，宜开痰；有因阳明胃实、浊气上干者，宜攻下；有因肾气发动者，宜固肾。凡此皆非厚朴、杏子

所能，何为佳耶？叔和无理之至。舒氏

凡服桂枝汤吐者，其后必吐脓血也。原文

其人内有湿热，又以桂枝汤之辛热，两热相冲，涌越致伤阳络。陈氏

莫氏曰：此节应在“喘家”之前，疑编次之误也。

两热相合，满而不行，上逆而吐，溢于上焦，蒸为败浊，故吐脓血。喻氏

积饮素盛之人，误服表药以耗其阳而动其饮，上逆而吐，亦常有之。若吐脓血者，从未之见也。定知叔和有错。舒氏

太阳病，发汗，遂漏不止，其人恶风，小便难，四肢微急，难以屈伸者，桂枝加附子汤主之。原文

汗涣于表，津竭于里，故小便难；四肢无阳气以养之，故微急；亡阳脱液，故难屈伸。取附子以固少阴之阳，止汗救液，其理微矣。陈氏

此节至“证象阳旦”，一气相承。论太阳之气，入于太阴坤土之地中，而见三阴之证。太阳气从肤表而肌腠，从肌腠而外行三阳，内行三阴，有出有入，有升有降。张氏

阳气不能卫外为固，“汗漏不止”即“如水淋漓”之互词。恶风者，腠理大开；便难者，津液外泄而不下渗，卫气外脱，而膀胱之化不行。此阳气阴液两亡，与“振振欲擗地”条亡阳一证，微细有别。喻氏

桂枝加附子汤

即桂枝汤原方加附子一枚。

罗紫尚曰：用附子有二义，一以壮表，一以御阴。

孙广从曰：阳气暴输，阴气四布，阻滞经脉，关节不通，故难以屈伸。喻氏谓无津液以养，非也。如果经脉失养，法当滋润，附子不可用也。岂可更用桂枝，再伤其阳乎？且芍药酸寒生阴，回阳药中最不相宜，总当重用附子以回阳，芪、术健中立气，砂、半以行脾气，故纸收固肾气，虎骨通利关节，一定之理也。

太阳病，下之后，脉促，胸[①]满者，桂枝去芍药汤主之。

若微恶寒者，桂枝去芍药方中，加附子汤主之。原文

上节论太阳之气运行于肤表，此节论出入于外内；上节论阳在外为阴之固，此论在内为阳之守。张氏

曾氏曰：微恶寒者，乃脉微而身寒，故加附子。

误下，有“利遂不止、脉促、喘而汗出”一条。此但见胸满，阳邪仍盛于阳位，几于结胸同变。然满而不痛，似尚未结，故仍取桂枝以散太阳之邪；其去芍药，非仅恐其酸收，恐其复领阳邪下入腹中也。仲景特以微寒发其义，可见阳虚则恶寒，又可见汗不出之恶寒，非阳虚矣。伤寒证中，多有下后魄汗不止，而酿亡阳之变

① 胸：原无，据《伤寒论》补。

者，必于此等处参合，以求神髓，可进于道耳。喻氏

此为下伤胸中之阳，不能宣布于上，阴气乃得挟饮上干，壅塞胸膈，法宜芪、术、附、桂、夏、蔻、姜、砂，芍药固不可用，桂枝亦不可用也。定知叔和有错。舒氏

桂枝去芍药汤

即桂枝汤原方去芍药。

桂枝去芍药加附子汤

即上方加附子一枚炮

太阳病，得之八九日，如疟状，发热恶寒，热多寒少，其人不呕，圊便欲自可，一日二三度发。脉微缓者，为欲愈也；脉微而恶寒者，此阴阳俱虚，不可更发汗、更下、更吐也；面色反有热色者，未欲解也，不能得小汗出，身必痒，宜桂枝麻黄各半汤。原文

此三阳在外而合并于少阳也。七日来复，八日阳明，九日少阳，乃三阳所主之日也。太阳主开，阳明主阖，少阳主枢转以出入，故如疟状。日出少阳所主，日中太阳所主，日晡阳明所主，一日二三度发，感三阳之气而发也。脉微缓者，三阳在外，得阴气以和之；若脉微恶寒，此阴阳俱虚，不可更行汗、吐、下也。张氏

太阳以阳为主，热多寒少，是主胜客负。脉微为邪衰，缓为正复。若但微不缓，是邪正俱衰，至恶寒则客胜主负矣。陈氏

此亦风多寒少之证，风为寒所持而不能散，所以面

显拂郁之色，宜总风寒而两解之也。喻氏

风多寒少之证，误用芍药，则荣分之邪漫无出路矣。仲景必无此法。大抵仍是大青龙证，因无烦躁，当去石膏一味。舒氏

桂枝麻黄各半汤

桂枝壹两十六铢，去皮　**芍药**　**炙甘草**　**麻黄**去节，各壹两　**杏仁**二十四个，去皮、尖　**大枣**四枚，劈

上，七味，以水五升，先煎麻黄一二沸，去上沫，纳诸药，取一升八合，去滓，温服六合。

太阳病，初服桂枝汤，反烦不解者，先刺风池、风府，却与桂枝汤则愈。原文

风池二[①]穴，在头上三行颞颥后，发际陷中，足少阳之经穴，针入三分，留三呼。风府一穴，上发际一寸，大筋内宛宛中，督脉之经穴，针入四分，留三呼。皆太阳经所过之处也。

此证虽属风伤卫，势必略兼微寒，误在芍药锢蔽荣邪，所以反烦不解。法当去芍药加麻黄服之，必得汗而解。舒氏

服桂枝汤，大汗出，脉洪大者，与桂枝汤如前法。若形如疟，日再发者，汗出必解，宜桂枝二麻黄一汤。原文

---

① 二：原作“三”，风池为双侧穴，故改。

此言通体之气，从肌腠而外合于肤表，标阳气盛，故脉洪大而汗出。日中而阳隆，太阳之气从肌出表；日西而阳衰，太阳之气从表入肌，外邪未尽，寒热随之，故似疟而日再发也。此肌表相持，汗出必解。张氏

与桂枝汤，如前啜粥法，令微似汗。汗生于谷，精胜而邪却也。陈氏

此亦风多寒少之症，桂枝治其风而遗其寒，故重以桂枝探之，其不解者，终有微寒也。喻氏

“大汗出”，“大”字有误，当是“不”字。若大汗出之症，不再藉汗解可知。必是不汗出，故宜汗解。按：此症虽风多寒少，然亦不可蔽护营分，芍药终为不合。舒氏

服桂枝汤，大汗出后，大烦渴不解，脉洪大者，白虎加人参汤主之。原文

大汗出后，阳明之津液俱亡。胃络上通于心，故大烦；阳明之上，燥气主之，故大渴。加人参者，救其液以滋其燥也。陈氏

此症，津亏热盛是其本也。假令初用桂枝时，方中即加石膏，自无诸白虎证。舒氏

桂枝二麻黄一汤

桂枝一两十七铢，去皮　**芍药**一两六铢　**麻黄**十六铢，去节　**生姜**一两六铢　**杏仁**十六个，去皮、尖　**炙甘草**一两二铢　**大枣**五枚，劈

上，七味，水五升，先煎麻黄一二沸，去上沫，纳

诸药，煮取两升，去滓，温服一升，日再服[①]。

白虎加人参汤

知母六两　**石膏**一斤，绵裹　**炙甘草**二两　**粳米**六合　**人参**二两

上，五味，水一升，煮米熟，汤成，去渣，温服一升，日三服。

太阳病，发热恶寒，热多寒少，脉微弱者，此无阳也。不可发汗，宜桂枝二越婢一汤方。原文

热多寒少，脉微弱，脉证相反，是证为太阳，其气内陷于至阴中，所以证为阳而脉则无阳。陈氏

表阳乘虚内陷，则无在表之阳，不可再发太阳之表汗。张氏

此亦风多寒少之证。“无阳”二字，仲景言之不一，后人不解，不知乃“亡液”之通称也，故以不可更汗为戒。喻氏

“热多寒少”四字，乃条中关键，必其人平素热盛津衰，故用石膏以保其津液。但“无阳”二字有误，如果无阳，必寒多热少，当用附子，是石膏又所当禁矣。且营分有邪，芍药总不宜。舒氏

舒氏谓“无阳”二字有误，见解超出诸家之上。如果无阳，岂有用石膏之理？愚意“无阳”句，恐是脱去

① 服：原作“作”，据《伤寒论》改。

一“太”字。发热恶寒，本太阳病，乃热多寒少，脉反微弱，是已无太阳可言，邪入里而在阳明之界矣。越婢以解阳明之邪，仍用桂枝者，引其邪从太阳出耳。脉弱，邪不盛可知，故用此轻剂。弃叟

桂枝二越婢一汤方

桂枝　芍药　甘草各十八铢　**生姜**一两二铢　**大枣**四枚，劈　**麻黄**十八铢，去节　**石膏**二十四铢，碎，绵裹

七味，水五升，先煮麻黄一二沸，去上沫，纳诸药，煮取二升，去滓，温服一升。

服桂枝汤，或下之，仍头痛项强，翕翕发热，无汗，心下满，微痛，小便不利者，桂枝去桂加茯苓白术汤主之。原文

邪陷于脾，不能转输，膀胱不得气化而外出，三焦不行决渎而下出。《内经》云：三焦膀胱者，腠理毫毛其应。是言通体之太阳也。须知利水法中，大有转旋之妙。去桂者，不犯无汗之禁也；加白术、茯苓者，助脾之转输也。陈氏

肌腠之邪，入于里阴，故无汗；从胸膈入于中土，故心下满，微痛。张氏

桂枝汤治其风而遗其寒，所以不解而证变。设更下之，则邪势乘虚入里，益误矣。喻氏

此条风寒两伤之证。因误下伤其胸中、脾中之阳，则饮邪上犯，结聚心下，而为满痛，法宜麻、桂方中，

加芪、术、姜、半、砂仁、白蔻，温中解表，散结逐饮。若桂枝汤去桂加苓、术，不中也。舒氏

愚按：此亦误治成结胸之一类。弃叟

桂枝去桂加茯苓白术汤

芍药三两　**甘草**二两，炙　**生姜**　**茯苓**　**白术**各三两　**大枣**十二枚，劈

水八升，煮取三升，去滓，温服一升，小便利则愈。

伤寒，脉浮，自汗出，小便数，心烦，微恶寒，脚挛急，反与桂枝汤以攻其表，此误也。得之便厥，咽中干，烦躁吐逆者，作甘草干姜汤与之，以复其阳；若厥愈足温者，更作芍药甘草汤与之，其脚即伸；若胃气不和①，谵语者，少与调胃承气汤；若重发其表，复加烧针者，四逆汤主之。原文

少阴之脉，斜走足心，上股肉后廉，太阳之标热，合少阴之本热，为阴阳热化之病。热盛灼筋，故脚挛急。并可悟脉浮、自汗、小便数，皆系热证，即有微寒，亦可知表之恶寒渐微，则里之郁热渐盛。陈氏

此论太阳之气，去肌而入于三阴。张氏

按：此证阳虚为本，自汗出，微恶寒，卫外之阳不足也。小便数者，肾阳衰不能制水也。心烦者，脾阳不能摄饮，乃扰心而生烦也。脚挛急者，阳虚不能御湿

---

① 和：此后原衍一“者”字，据《伤寒论》删。

也。法宜芪、术、半、砂、星、附、故纸、益智、虎骨等以治之。反与桂枝耗散真阳，致便厥；且芍药生阴以重伤其阳，致津液不能熏腾，则咽干；引动阴邪上僭而为烦躁、吐逆，宜于上药中重加吴萸方合，甘草、干姜何用？芍药、甘草尤谬。又曰：胃不和、谵语者，少与调胃承气汤。此时何得又有阳明胃实之证？凭空而见耶。又曰：若重发汗，复加烧针者，四逆汤主之。夫胃实之证，误则亡阴，复加烧针以重伤其阴，岂可更用四逆以更劫其阴乎？可见叔和伪撰，不通之至。舒氏

甘草干姜汤

炙甘草四两　**干姜**二两，炮

水三升，煎升半，分温再服。

芍药甘草汤

白芍四两　**炙甘草**四两

同上。

调胃承气汤

大黄四两，酒浸　**炙甘草**二两　**芒硝**半升

水三升，煎大黄、甘草，取一升，去滓，纳芒硝，更上火微煮令沸，少少[1]温服之。

四逆汤

炙甘草二两　**干姜**一两半　**附子**一枚，生，去皮，破八片

① 少少：原作“少温”，据《伤寒论》改。

水三升，煮取一升二合，去滓，分温再服。强人可大附子一枚，干姜重三两。

问曰：证像阳旦，按法治之而增剧，厥逆，咽中干，两胫拘急而谵语。师曰衍文：言夜半手足当温，两脚当伸，后如师言。何以知此？答曰：寸口脉浮而大，浮则为风，大则为虚。风则生微热，虚则两胫挛。病证像桂枝，因加附子参其间，增桂令汗出，附子温经，亡阳故也。厥逆，咽中干，阳明内结，谵语烦乱，更饮甘草干姜汤。夜半阳气还，两足当温，胫尚微拘急，重与芍药甘草汤，尔乃胫伸。以承气汤，微溏，则止其谵语，故病可愈。原文

成无己[①]注谓阳旦是桂枝汤之别名。

方中行[②]注谓阳以风言，旦，晓也，似中风分晓。

---

① 成无己：金代聊摄（今山东省聊城市）人。家世儒医，生于宋嘉祐、治平年间，其后聊摄入于金地，遂为金人。据开禧元年（1205）张孝忠的《伤寒明理论》“跋”，成无己至金正隆元年（1156）年已九十余尚健在，是一位高寿者。成无己继承家学，精通医术。金皇统二年（1142）与名医严器之邂逅，相与论医，出所著《伤寒明理论》3卷。该书计50篇，从内外、阴阳、虚实、浅深等多方面分析伤寒证候，多发前人之未发。又有《注解伤寒论》10卷，严器之为此书作序（1144），盛赞所论“实前贤所未言，后学所未识”。该书分析伤寒397法的异同，阐释脉理、方义、药性等，以《内经》为宗，旁参众说，是《伤寒论》很有影响的早期注本。明清时方有执、喻昌等对成无己过于尊信王叔和，有所批评。但以王肯堂在《伤寒证治准绳》“凡例”中所作评价中其肯綮：“解释仲景书者，惟成无己最为详明。虽随文顺释，自相矛盾者时或有之，亦白璧微暇，固无损于连城也。”

② 方中行：即方有执。

仲景之圆机活法，妙在阳旦、阴旦二汤。阳旦者，天日晴暖，以及春夏温热之称也；阴旦者，风雨晦冥，以及秋冬寒凉之称也。只一桂枝汤，遇时令温热，则加黄芩，名阳旦汤；遇时令寒凉，则加桂，名阴旦汤。后世失传，纷纷谓桂枝不宜于春夏者，皆由不识此义耳。如此证，既像阳旦，用桂枝之法治之，得之便厥，明明误在黄芩助其阴寒，故仲景即行阴旦之法，以救其失，不足更加附子温经，重饮甘草干姜汤，以俟夜半阳回足热。喻氏

按：此条说出许多无益之语，何所用之？吾不能曲为之解也。舒氏

《伤寒论汇注精华》卷一之中

辨太阳病脉证篇中

太阳病，项背强几几，无汗，恶风者，葛根汤主之。原文

此言邪从肤表而入于经腧，与邪在肌腠而入于经腧者之不同。另立葛根汤，取微似汗法。陈氏

邪拒于表故无汗，从表入肌故恶风。葛根藤引蔓延，能通经脉，为阳明宣达之品，主治太阳经脉之邪；麻黄中空而像毛孔，主散表邪，配桂枝汤，助津液血气充于肌腠皮肤，故取微似汗而病可愈。张氏

无汗为寒伤营，理合麻黄汤内加葛根，若芍药断乎不可用，此皆后人之误。舒氏

葛根汤

葛根四两　**麻黄**三两，去节　**桂枝**二两，去皮　**芍药**二两　**炙甘草**二两　**生姜**三两　**大枣**十二枚，劈

水一斗，先煎麻黄，减二升，去上沫，纳诸药，煮取三升，去滓，温服一升，覆取微似汗，不须[1]啜粥，

① 须：原作“湏”，形近而误，据《伤寒论》改。

余如桂枝汤法将息及禁忌。

太阳与阳明合病，必自下利，葛根汤主之。原文

太阳与阳明合病，不下利但呕者，葛根加半夏汤主之。原文

前条两经之热邪并盛，不待内陷，而胃中之津液，被迫而不守，自利；后条“太阳主开，阳明主阖”，今阳明为太阳所迫，本阖而反开，开于下则利，开于上则呕。陈氏

二条以下利、不下利，辨别合病之主风、主寒不同。风者，阳也。阳性上行，故合阳明胃中之水饮而上逆；寒者，阴也。阴性下行，故合阳明胃中之水谷而下奔。喻氏

张盖仙[①]曰：下利，太阴证也。合病而兼下利，不但二阳受邪，而太阴亦病矣。所主葛根汤，专治二阳，不顾太阴，非法也。呕者，当加半夏；利者，遂不必治耶。无是理矣。

葛根加半夏汤

即葛根汤原方加半夏半升

太阳病，桂枝证，医反下之，利遂不止，脉促者，表未解也。喘而汗出者，葛根黄芩黄连汤主之。原文

张令韶云：下后发喘汗出，乃天气不降、地气不升

① 张盖仙：即张旅，清代武宁县人。著有《孺子篇》。

之危证，宜用人参四逆等。仲师用此方，专在“表未解”句。虽然，仲师之书，岂可以形迹求之耶？总以见太阳之气，出入于外内，由外而入者，亦可由内而出，此立证立方之意也。

太阳病原无里证，因误下则邪之在太阳者，未得传阳明之经，已先入阳明之腑，所以其脉急促，其汗外越，其气上奔即喘，下奔即泄。喻氏

按：此法汤名不合。在太阳例中，不得以葛根名汤，大叛仲景之意。言表未解者，是太阳之病未解也。因下伤脾中之阳，则利不止。肾气涣散无归，则胸中之气不得下达故喘。汗出者，微阳欲亡也，法宜术、附、参、芪，回阳止泄；故纸、益智，收纳肾气，吸引胸中之气下行，而喘自止。葛根走阳明，犯太阳之所禁，不可用，且热证未见，何取芩、连？仲景必无此法。舒氏

葛根黄芩黄连汤

葛根半斤　**炙甘草**二两　**黄芩**三两　**黄连**三两

水八升，煮葛根，减二升，纳诸药，煮取二升，去滓，分温再服。

太阳病，头痛发热，身疼，腰痛，骨节疼痛，恶风，无汗而喘者，麻黄汤主之。原文

身疼，病在太阳之气也。《经》云：太阳主周身之气。腰痛，病在太阳之经也。《经》云：太阳之经挟脊抵腰。陈氏

柯韵伯曰：本条不冠“伤寒”二字，又不言恶寒而言恶风，先辈言麻黄汤主治伤寒，不治中风，似非确论。

汪讱庵[①]曰：恶寒者，虽无风而常恶也。恶风者，但畏当风也。

韵伯又曰：麻黄八证：头痛，发热，恶风，同桂枝证；无汗，身疼，同大青龙证。本证重在发热身疼，无汗而喘。

按：太阳伤寒证内有喘，人皆谓外邪由皮毛而入。皮毛，肺之合也。证虽太阳，而拂郁气喘属肺病。麻黄汤虽太阳发汗之剂，实散肺经火郁之药也。其说谬甚，岂有足太阳病，而药手太阴之理乎？果尔，肺经受病，仲景何得以太阳名之？盖人身大气积于胸中，上焦如雾也。而胸中为太阳所主，寒邪外束，荣卫闭固，气不得泄，壅阏[②]而为喘，与肺何预？方中杏仁，取其利气，非治肺也，指为肺经之药，毋乃谬乎？舒氏

麻黄汤

麻黄三两，去节　**桂枝**三两，去皮　**炙甘草**一两　**杏仁**七十

---

① 汪讱庵：即汪昂，字讱庵，明末清初安徽休宁人。明末诸生，精于经史百家，入清时已 31 岁，弃儒习医，笃志方书。著有《医方集解》(1682)、《素问灵枢类纂约注》(1689)、《本草备要》(1694)、《汤头歌诀》(1694) 等书，理法主要宗《内经》等古典医籍，皆浅显扼要，流传较广，不但在当时起到普及推广医学的作用，至今仍有其实用价值。

② 阏 (è)：塞。

个，去皮、尖

水九升，先煎麻黄，减二升，去上沫，纳诸药，煮取二升半，去滓，温服八合，覆取微似汗，不须啜粥，余如桂枝将息法。

汪讱庵曰：麻黄辛温，发营分之邪，走太阳，用桂枝以引荣邪外出。

舒驰远曰：桂枝汤中，用芍药以内护于荣；麻黄汤中，用桂枝以外导于卫，以阴阳互根之妙也。后人不达，谬谓麻黄性猛，必使桂枝以监之。此说一倡，误人多矣。将恃有桂枝，则麻黄可肆用无所忌乎？盖荣行脉中，卫行脉外，荣邪出表，必假道于卫，用麻黄发出荣分之邪，用桂枝以接应卫外，正所以助麻黄而成发表之功，何为监耶？但用麻黄汤者，必当察其人本气无亏，乃可径用。若元阴不足，方中宜当归、地黄；如真阳素虚，宜加附子；倘肺胃素有蓄热，宜加石膏。

太阳与阳明合病，喘而胸满者，宜麻黄汤主之。原文

太阳之气，从胸而出，阳明亦主胸膺，二阳之气不能外达，势必内壅而作喘满。陈氏

二阳合病，宜从太阳之表，不可从阳明之阖而妄下也。张氏

按：喘而胸满，乃胸中之阳不能宣布，因而痰饮上入胸膈，壅遏而为喘满，法宜芪、术、砂、半、白蔻、故纸以治之。条中并无太阳寒伤荣证，何得妄投麻黄汤

耶？仲景必无此法。舒氏

愚按：囫囵言喘而胸满，并无伤风、伤寒见证，安得指为太阳阳明合病？但喘而胸满之证，应有挟寒、挟热之分，安得概施之以麻黄汤？疑原文内必有脱漏。舒先生断以仲景必无此法，有胆有识。弃叟

太阳病，十日已去，脉浮细而嗜卧者，外已解也。设令胸满胁痛者，与以小柴胡汤；脉但浮者，与麻黄汤。原文

脉浮为太阳，细为太阴，两气相和合，故知其外已解。太阳之气，从胸胁而出，未得少阴阴枢之枢转，故有痛满之候。陈氏

太阳中风，脉浮紧，发热，恶寒，身疼痛，不汗出而烦躁者，大青龙汤主之。若脉微弱，汗出恶风者，不可服。服之则厥逆，筋惕肉瞤，此为逆也。以真武汤救之。原文

方、喻各本，皆有“真武”一句，意者仲师当日，不能必用法者尽如法，故更立真武一汤救之，特为大青龙对峙见。一则救不汗出之烦躁，兴云致雨，为阳亢者设；一则救汗不收之烦躁，燠土制水，为阴盛者设。陈氏

天地郁蒸，得雨则和；人身烦躁，得汗则解。大青龙汤证，为太阳无汗而设，与麻黄汤证何异？因有烦躁一证兼见，则非此法不解。盖风为烦，寒为躁，故用之以解烦躁也。

观仲景立方之意，本是桂枝、麻黄二汤合用，但因芍药酸收，故易以石膏辛甘大寒。辛以散风，甘以散寒，寒以胜热，一药而三善俱备。

仲景于风多寒少之证，而见微弱之脉，有用桂枝二越婢一之法。桂枝汤全方不去芍药，取用其二，全是不欲发汗之意；复改麻黄一汤为越婢一者，用麻黄、石膏二物，示微发于不发中耳。以大青龙之升腾变化，不可驾驭之物，约略用之，乃至性同女婢之卑柔，此仲景之通天手眼也。只一方中忽然去芍药为大青龙，而升天兴云雨，忽然存芍药为小青龙，而蟠泥润红海，忽然用桂枝二越婢一，而细雨湿泥砂，精义入神矣。厥逆、肉瞤、筋惕为亡阳，即当用四逆汤以回阳，乃不用而以真武救之者，其意何居？盖真武乃北方司水之神，方中用茯苓、白术、芍药、附子，行水收阴、醒脾崇土之功，多于回阳，收拾分驰离绝之阳，互镇于北方之位。纵独用附子、干姜以回阳，其如魄汗不止，何哉？人身阳根于阴，其亡阳之证，乃少阴肾中之真阳飞越耳。亟须镇摄归根，阳归阴必翕然从之，阴从则水不逆，阳不孤矣。以上均喻氏

程郊倩[①]曰：加石膏于麻黄汤中，名曰大青龙，使

---

① 程郊倩：即程应旄，字郊倩，清代安徽新安人。髫年以冠军补博士弟子员，精于医。研究仲景学说颇有心得，注解《伤寒论》重在每条承上启下的关联处。著有《伤寒论后条辨》、《伤寒论赘余》、《医径句测》、《禹贡图注》等书。

辛热之剂变为辛凉，则风寒得麻、桂而外出，烦躁得石膏而清解。龙升雨降，郁热顿除矣。然此汤非为烦躁而设，为不汗出而烦躁者设也。

按：大青龙汤为表寒里热者设，小青龙汤为表里俱寒者设，白虎汤为表里俱热者设。不汗出而烦躁者，主用大青龙以发其汗，若有汗之烦躁，复有阴阳之不同。或曰阳烦阴躁，又烦出于心，躁出于肾。其实不然，烦者未有不躁，躁者未有不烦，烦躁同而外症不同也。盖少阴亡阳之烦躁属阴，其证头眩、目瞑、声低、息短、少气懒言、身重、恶寒，法主真武以回其阳；若阳明热越之烦躁属阳，其证张目不眠、声音响亮、气粗、身轻、恶热，法主白虎汤以撤其热，不谙阴阳之理，从外证确辨，实难凭也。舒氏

大青龙汤

麻黄六两　**桂枝**二两　**炙甘草**二两　**杏仁**五十个，去皮、尖　**生姜**三两　**大枣**十二枚，劈　**石膏**如鸡子大

水九升，先煮麻黄，减二升，去沫，纳诸药，煮取三升，去滓，温服一升，取微似汗。

伤寒，脉浮缓，身不疼，但重，乍有轻时，无少阴证者，大青龙汤发之。原文

柯韵伯曰：脉浮紧者，身必痛；脉缓者，身不痛。伤寒、中风皆然。伤寒之轻症，亦有用大青龙法。“发之”云者，外邪虽闭，而内之烦躁未甚，但发其外，而

内自解也。

上节言风伤太阳，而内干少阴之气化；此言寒伤太阳，而干太阴之气化。邪在太阳则浮，入于太阴则缓。张氏

伤寒表不解，心下有水气，干呕，发热而咳，或渴，或利，或噎，或小便不利，少腹满，或喘者，小青龙汤主之。原文

本方散心下之水气，藉麻黄之大力，领诸药之气，布于上，运于下，达于四旁，内行于州都，外行于元府。陈氏

小青龙汤

麻黄三两　**芍药**三两　**五味子**半升　**干姜**三两　**炙甘草**三两　**细辛**三两　**桂枝**三两　**半夏**半升

水一斗，煮取三升，温服一升。若渴，去半夏，加瓜蒌根三两；若微利，去麻黄，加荛花如鸡子大，熬令赤色；若噎，去麻黄，加附子一枚；若小便不利，少腹满，去麻黄，加茯苓四两；若喘，去麻黄，加杏仁半斤，去皮、尖。

按：小青龙汤原为表里俱寒者设，必其人发热无汗，表邪挟饮，方可用。若有汗而无表证者，切不可妄用。耗散真阳，则痰饮愈肆，而喘咳增剧，甚至不治者，往往有之。且方中附子必不可少，否则里寒无以御之。其细辛、五味，甚无理也。至于芍药，尤不可用。

以芍药收敛，营分之邪无出路矣。仲景必无此。舒氏

汪双池[①]曰：按此加减法，似非仲景本文，且乱本方之意。大青龙汤症为火之内讧，卫之逼而为邪；此证为水之内讧，荣之逼而为邪也。此太阳症之将作结胸而未甚者。

伤寒，心下有水气，咳而微喘，发热不渴。服汤已，渴者，此寒去欲解也。小青龙汤主之。原文

莫氏曰："小青龙主之"，当在"服汤已"句上。

张盖仙曰：心下有水气者，即是胃中有留饮也；服汤已转渴者，水饮去矣，故云"欲解也"。并无太阳表证，麻黄未免多事。

太阳病，外症未解，脉浮弱者，当以汗解，宜桂枝汤。原文

张令韶[②]曰：自此以下十五节，言病有在表、在外之不同，汤有麻黄、桂枝之各异也。

柯韵伯曰：桂枝温能散寒，甘能益气血，辛能发散外邪，故麻、葛、青龙，凡发汗剂咸用之，惟桂枝汤不可用麻黄，而麻黄汤不可无桂枝。盖邪在皮毛，则皮毛

---

① 汪双池：即汪绂，字双池，清代安徽婺源（今属江西）人。辑有《医林纂要探原》一书（1758），论述医理及本草药性，强调阴阳五行、四时、六气等古典医理，主张诊病需要求本。

② 张令韶：即张锡驹，字令韶，清代浙江钱塘（今杭州）人。曾学医于名医张志聪，著有《伤寒论直解》6 卷，刊于 1712 年。另有《胃气论》，1797 年日本刊行。

实而无汗，故主麻黄以直达之；若邪在肌肉，则肌肉实而皮毛反虚而自汗，故佐以姜、枣、甘、芍调和气血，从肌肉而出皮毛，二方之不同如此。今人不知其旨，以桂枝汤治中风，麻黄汤治伤寒，失之远矣。

“浮弱”，即“阳浮阴弱”之谓，当以汗解，尊用桂枝汤法。喻氏

皮毛为表，肌腠为外。外症未解，肌腠之邪未解也，宜桂枝汤以助肌腠之血气。张氏

太阳病，医下之，微喘者，表未解故也。桂枝加厚朴杏仁汤主之。原文

桂枝加厚朴杏仁汤①

即桂枝汤加杏仁五十枚**、厚朴**二两

水七升，煮取三升，去滓，温服一升，覆取微似汗。

燕氏曰：此与“喘家作、桂枝汤加厚朴杏仁佳”同一义也。

凡下后利不止，而加上气喘急者，乃上争下夺之危象也。此不云下利，但云微喘、表未解，则是表邪因误下而上逆，与虚证不同。喻氏

喘非表证，何得云微喘者表未解，况喘亦各有所因？有因气虚者，法宜补气；有因痰壅者，法宜开痰；

---

① 桂枝加厚朴杏仁汤：原无，据本书体例补。

有因阳明胃实、浊气上干者，法宜攻下；有因肾气发动者，法宜收回肾气。凡此皆非厚朴、杏子所能，叔和无理之至。舒氏

愚按：下之微喘者，似无因阳明胃实、浊气上干之理，如非因汗、下之误而喘者，方有此四因之宜辨，学者须知。弃叟

太阳病，外症未解，不可下也，下之为逆。欲外解者，宜桂枝汤主之。原文

太阳病，先发汗不解，而复下之，脉浮者不愈。浮为在外，而反下之，故令不愈。今脉浮，故知在外，须当解外则愈，宜桂枝汤主之。原文

下之为逆者，逆于中焦也。“为逆”二字，对上“微喘”二字看，表外之证，从可识矣。张氏

萧克协曰：太阳病，除脾约外，无论表之解与未解，皆不可下。此云外证未解者，不可下也，然则外证解者遂可下乎？无此理也。

愚按：名之曰太阳病，无论外症解与未解，总未入里可知。未入里则不可下，既入里则不得名太阳病，其原文恐有讹误之处。弃叟

太阳病，脉浮紧，无汗，发热，身疼痛，八九日不解，表症仍在，此当发其汗。服药已微除，其人发烦目瞑，剧者必衄，衄乃解。所以然者，阳重故也。麻黄汤主之。原文

太阳合并于三阳，八九日表证仍在，必衄，从阳明、少阳而解。观“阳重”一语，而义可知矣。“麻黄汤主之”，当在“当发其汗”句之下。张氏

此风多寒少之证。发烦者，热蒸而郁烦也；目瞑者，热转荣血，肝气不治也。热甚迫血妄行，衄则血随脉散而解也。喻氏

服药已微除，其人发烦热，明是服药未得如法，邪无从出而增烦也；目瞑者，阳邪内迫，而人事昏沉也；衄者，荣分为邪所迫而血妄行也。原文“衄乃解，所以然者，阳重故也”，谓风多寒少之证，衄则邪解，无余义矣。主麻黄汤者，不主于风多寒少之证，而主于风寒两停及寒多风少之证也。以荣邪虽从衄解，而卫分为偏胜之寒所持故耳。不然，既云衄乃解，胡为又用麻黄汤耶？舒氏

太阳病，脉浮紧，发热，身无汗，自衄者愈。原文

此与“热结膀胱，血自下”者，同一局也。

此即前条风多寒少之证。无身疼，则寒轻；无发烦、目眩，则阳气亦不重。所以既衄则不更主麻黄汤也。喻氏

二阳并病，太阳初得病时，发其汗，汗先出不彻，因转属阳明，续自微汗出，不恶寒。若太阳病证不罢者，不可下，下之为逆，可小发汗。设面色缘缘正赤者，阳气拂郁在表，当解之、熏之。若发汗不彻，不足

言，阳气拂郁不得越，当汗不汗，其人烦躁，不知痛处，乍在腹中，乍在四肢，按之不可得，其人短气但坐，以汗出不彻故也，更发汗则愈。何以知汗出不彻？以脉涩，故知也。原文。喻氏曰：“更”字，读平声。

太阳初得寒伤之病，以麻黄发其汗不彻，故传阳明，似乎当用下法。以太阳之邪未彻，故下之为逆，如此者可小汗。设面色正赤，是寒邪深重，阳气拂郁于表，所以重当解之、熏之，又非小汗所能胜矣。若是发汗不彻，不足言阳气拂郁不得越也。毕竟当汗不汗，其人烦躁，方是阳气不得越耳。喻氏

续自微汗出者，阳明水谷之精也；不恶寒者，阳明之热化也；不知痛处者，太阳合少阴之气化也；乍在腹中四肢者，阳明合太阴之气化也；按之不可得者，经脉为病也；其人短气者，一呼一息，脉行六寸，血脉阻涩，则呼吸不利而短气也。何以知汗出不彻？以脉涩，故知皮腠之不通，由于经脉之阻塞也。张氏

按：此为兼并也。二阳并病，即知不独太阳，而阳明亦受邪矣。汗出不彻者，以阳明原有并邪在内，因转属阳明，故续自汗出，不恶寒也。舒氏

脉浮数者，法当汗出而愈。若下之，身重，心悸，不可发汗，当自汗出乃解。所以然者，尺中脉微，此里虚。须表里实，津液自和，便自汗出而愈。原文

此论下焦之津血虚者，不可更发其汗也。张氏

脉浮紧者，法当身疼痛，宜以汗解之。假令尺中迟者，不可发汗。何以知之然？以营气不足，血少故也。原文

卫气营血，外循行于经络之间，而肺卫心营，内取资乎水谷之气。营者，水谷之精气也，和调于五脏，洒陈于六腑，乃能入之于脉。陈氏

此论胞中之血液虚者，亦不可发汗，故与上节皆以尺候之。夫流溢于胞中之津液，奉心神化赤而为血，从冲、任布散于外，充肤热肉，澹渗皮毛，营气不足则血少，不可发汗，所谓“夺血者无汗”也。张氏

按：此二条，均是先建中而后发汗之变法。要知仲景云：脉微者，不可发汗。又云：尺脉微者，不可下。无非相人津液之奥旨。喻氏

按：此二条，俱为里虚不可发汗。然病在表，不得不发其汗，但当以法汗之。荣气不足，发汗药内，宜加当归、地黄；心悸、身重者，乃为阳虚，发汗药内，宜重加茯苓、附子，则俱得之矣。舒氏

脉浮者，病在表，宜麻黄汤。脉浮而数者，可发汗，宜麻黄汤。原文

病常自汗者，此为荣气和。荣气和者，外不谐，以卫气不共荣气和谐故尔。以荣行脉中，卫行脉外，复发其汗，荣卫和则愈，宜桂枝汤。原文

与桂枝汤啜粥，是阳不足者，温之以气。食入于

阴，气长于阳，阳气振作，荣卫以和，则汗不复出而愈。陈氏

此言桂枝汤能宣发荣卫之气而发汗，又能调和荣卫之气而止汗。张氏

此名中风病，荣气本和，但卫强不与阳和，复发其汗，俾邪从外解，斯卫不强而与荣和矣。喻氏

病人脏无他病，时发热，自汗出而不愈者，此卫气不和也。先其时发汗则愈，宜桂枝汤主之。原文

时发热者，发热有时也；先其时发汗者，先其未热之时而以桂枝汤发其汗也。张氏

“脏无他病”四字，隐括人身宿病，即动气不可发汗亦在内。喻氏

一属阳虚，一属阴虚，皆令自汗，但以无热、有热别之，以常汗出、时汗出辨之，总以桂枝汤啜粥汗之。柯韵伯[①]

按：风伤卫证宜桂枝汤，一定之法也。然必察其脏无他病，然后用之，不然自当见证加减。若本气虚寒，宜加姜、附，温经御表；本气燥热，宜加归、地，滋阴助汗。如此之类，详其兼证，察其二便，问其平日体气虚实，饮食宜寒、宜热，以尽临证之妙，则神乎其技矣。舒氏

---

① 柯韵伯：即柯琴，字韵伯，号似峰，清代浙江慈溪丈亭（今属余姚县）人。著有《伤寒论注来苏集》、《伤寒论翼》等。

伤寒，脉浮紧，不发汗，因致衄者，麻黄汤主之。原文

姚氏曰：须看“不发汗”三字，言未经发汗，因致衄而未解者。

朱氏曰：此节当在荣卫二节之前，或编次之误也。

未发衄之先，皆青龙证，非麻黄证也。迨既衄之后，则邪从血出。营邪既邪[①]从血解，复用麻黄，非治其荣，乃用以治其卫也，并不可不知。舒氏

伤寒，不大便六七日，头痛有热者，与承气汤。其小便清者，知不在里，仍在表也，当须发汗。若头痛者，必衄，宜桂枝汤。原文

汗与血，异名而同类，不从汗解，必从衄解。然衄证又当以头痛为提纲，以头为诸阳之会，督脉与太阳同起于目内眦，邪热盛则越于督脉而为衄。陈氏

此论承气之上承热气，以明头痛有在上、在表、在经之不同。张氏

本论中不大便几日，只论大便之日期，非关六气之日期也。鲁氏

头痛有热，多是风邪上壅，势必致衄。无寒邪，故无身痛、目瞑之证，惟用桂枝汤以解风邪，与用麻黄之法各别也。喻氏

---

① 邪：据文义，疑衍。

按：不大便六七日，头痛有热者，未见阳明腑证，不可妄与承气汤。其小便清者，未见项背强，亦不得妄投桂枝，且六经皆有头痛，不皆发衄，何以知头痛者必衄？仲景当不有此非理之法。舒氏

伤寒发汗解，半日许复烦，脉浮数者，可更发汗，宜桂枝汤主之。原文

桂枝与麻黄，功用甚广，而桂枝更有泛应曲当之妙。陈氏

柯韵伯曰：桂枝汤本治烦，服后外热不解而内热更甚，故曰“反烦”。麻黄证本不烦，服汤汗出，外热初解而内热又发，故曰“复烦”。

喻氏曰：汗后荣虚，不能复任麻黄也。

半日许复烦者，未尽之余邪，传舍于肌腠之间，宜更发汗以解之，言桂枝主解肌腠未尽之余邪而为汗也。半日许，犹之日西而太阳之气从表入肌之意。张氏

按：此证，邪虽发出荣分，尚屯在卫外而未去，以致卫阳被遏而复烦，故更为桂枝汤以驱卫分之寒，但当去芍约。舒氏

凡病，若汗，若吐，若下，若亡津液，阴阳自和者，必自愈。原文

大下之后，复发汗，小便不利者，亡津液故也。勿治之，得小便利，必自愈。原文

汗、吐、下后，虽亡血、亡津液，若阴阳和，必自

愈。凡风、寒、暑、湿、燥、火之病皆然，不独伤寒已也。陈氏

泉之竭矣，不云自中，古今通病。其人已亡津液，复强责其小便，究竟膀胱之气化不行，转增满硬胀喘者甚多，故宜以不治治之，俟其津液回，小便利，必自愈也。于此见汗下恰当，津液不伤，为措于不倾、藏于不竭之良图矣。喻氏

下之后，复发汗，必振寒，脉微细。所以然者，内外俱虚故也。原文

治伤寒有先汗后下之次第，原不得已之法，至身振寒、脉微细，邪虽去而内外俱虚，所伤滋大矣。良工于汗、下之际，已不可无履薄临深之惧，况以误治致虚，更不可再误而犯虚虚之戒乎。喻氏

按：此条以汗、下重虚其内外，法当重用人参、黄芪、干姜、附子。仲景虽未出方，其理不外乎此。舒氏

下之后，复发汗，昼日烦躁不得眠，夜而安静，不呕，不渴，无表证，脉沉微，身无大热者，干姜附子汤主之。原文

昼日烦躁不得眠，其为虚阳扰乱可知矣；夜反安静，不兼外邪可知矣；复以脉沉微，身无大热，重加辨别者，仲景意中，恐新邪乘虚暗袭耳。喻氏

夜而安静，昼日自应不眠，且不眠皆为阴虚。凡阳虚者，必身重欲眠也。舒氏

干姜附子汤方

干姜一两　**生附子**一枚

水三升，煮取一升，去滓，顿服。

发汗后，身疼痛，脉沉迟者，桂枝加芍药生姜各一两人参三两新加汤主之。原文

身疼痛，血液内亡也；脉沉迟，血液亡而经脉虚微也。张氏

邪已净，而血虚无以荣身，故痛；无表邪，故脉沉迟。陈氏

汗后身犹痛，阳气暴虚，寒邪不能尽出，倍加姜、芍以去邪，人参以补正。喻氏

胡章及曰：始初发汗，药内即加人参，必不如此。

胡君此言，深得肯要。汗伤表阳，经脉行涩，关节不利，芍药酸收凝滞之物，大非所宜，必除之；更加附子以扶阳，半夏、南星以逐饮，则当矣。舒氏

新加汤

桂枝三两　**芍药**四两　**甘草**二两　**人参**三两　**生姜**四两　**大枣**十二枚

水一斗，微火煮取三升，去滓，分温服，余依桂枝汤方法。

发汗后，不可更行桂枝汤。汗出而喘，无大热者，可与麻黄杏仁甘草石膏汤主之。原文

太阳之气，与肺金相合而主皮毛。热盛于内，上乘

于肺，而外热反轻，取石膏以止桂枝热逼之汗，仍用麻黄以出本证未出之汗。陈氏

按：此条非仲景之法。前云“伤寒发汗解、半日许复烦、脉浮数者、可更发汗、宜桂枝汤”，是发汗后，桂枝汤未尝不可行也。或谓桂枝固卫，致寒不得泄，气逆变喘，尤谬。此非无汗之喘也，且汗出卫气疏泄，何尝固乎？既云“汗出”，必可以不用麻黄；若无大热者，并不宜于石膏，此又理之显而易见者也。况乎桂枝专发卫分之表，何得指桂枝固卫耶？舒氏

麻黄杏仁石膏甘草汤

麻黄四两，去节　**杏仁**五十个，去皮、尖　**甘草**二两　**石膏**半斤

水七升，先煮麻黄，减二升，去上沫，纳诸药，煮取二升，去滓，温服一升。

柯韵伯曰：温病、风温，仲景无方，疑即此方也。

发汗过多，其人叉手自冒心，心下悸，欲得按者，桂枝甘草汤主之。原文

汗多阳气虚衰，阳本受气于胸中，不足，故叉手冒心，实与阴血无干。方注谓血伤心虚，迂阔而远于事情。喻氏

按：此证当用人参、黄芪以补胸中阳气；半夏、茯苓涤饮宁心；肉桂化气。至于桂枝，功专发散，耗散阳气，不可谓固表，贻误后人。舒氏

桂枝甘草汤

桂枝四两　**甘草**二两，炙

水三升，取二升，顿服。

发汗后，其人脐下悸者，欲作奔豚，茯苓桂枝甘草大枣汤主之。原文

按：此证本为表药耗散肾阳，脐下水气停蓄不行而为悸动，法当用附子回阳，吴萸降逆，白术、茯苓制水益土，肉桂化气，斯水去阳回，无余义矣。若此汤大非所宜，总之误认桂枝固表，谬指桂伐奔豚。殊不知奔豚为阴邪上逆，非吴萸、四逆汤不克也。桂枝不但无益，而且耗散真阳，阴邪愈逆，必杀之矣。舒氏

按：此应是真阳素亏之人，欲解其邪，未顾其正。发汗后，阳气耗散，阴水无制，欲泛滥而上犯。盖太阳膀胱为水腑，无阳气以化之，水气结而不散，势必上溢，自非大温之剂回阳破阴不可。舒注甚善，吾独录之，而于诸家无取焉。照此证，真武、四逆皆切当之方，仲景何以不用？总之，《伤寒》书叔和必得之残篇断简，而任意补缀耳。弃叟

苓桂甘草汤

茯苓半斤　**甘草**二两，炙　**大枣**十五枚　**桂枝**四两，去皮

以甘澜水一斗，先煮茯苓，减二升，纳诸药，煮取三升，温服一升，日三服。作甘澜水法：取水二斗，置大盆内，以杓扬之，至水上有珠子相逐，取用之。

发汗后，腹胀满者，厚朴生姜甘草半夏人参汤主之。原文

汗虽出于营卫，实禀中焦水谷之气以成。今发汗伤中气，中虚不能运行升降，乃生胀满。陈氏

周镜园曰：太阴发汗，所以外通阳，内和阴气。发汗不如法，致太阳之阴内合太阴之湿，故胀满作。

厚朴气味辛温，色赤性烈，凌冬不凋。盖得阴中之生阳，具木火之体用，炙香主助太阴脾土之气；甘草、人参，资生津液；生姜、半夏，宣发胃气而上输于脾。张氏

此由脾胃气虚，津液团[1]结，阴气内动，壅而为满，故以益脾和胃、降气涤饮为治也。喻氏

按：此条为发汗过剂，耗损脾胃，中枢失运，不能升降，兼之肾气涣散不能收也。意当用芪、术大补中气，砂、半醒脾涤饮，白蔻宣畅胸膈，更加附子回阳，益智、故纸收固肾气。厚朴伤气，不可用也。舒氏

愚按：舒氏所拟方颇合，厚朴伤气之论极是，但炒香即可以醒脾涤饮。有人参、甘草，或不至于伤气，如汗后中气虽虚，而弱不任重补者，似颇相宜，是又不可不知。弃叟

① 团：聚集。

厚朴生姜甘草半夏人参汤

厚朴半斤，炙　**生姜**半斤　**半夏**半升　**人参**一两　**甘草**二两，炙

水一斗，煮取二升，温服一升，日三服。

伤寒，若吐，若下后，心下逆满，气上冲胸，起即头眩，脉沉紧，发汗即动经，身为振振摇者，茯苓桂枝白术甘草汤主之。原文

厥阴之为病，气上冲心，经脉空虚，风木摇动，故身振振。《金匮》“知肝之病，当先实脾”，是不易之法。陈氏

寒邪搏饮，塞涌于膈，所以起则头眩，脉见沉紧。人身经脉，赖津液以滋养。吐、下而津液一伤，发汗而津液再伤，经脉失养，身振摇矣。必涤饮与散邪并施，乃克有济。喻氏

误吐、误下，脾胃重伤，真阳亏损，致阴气内动而为逆满；气上冲胸，真阳不得上达，故起则头眩；发汗动经，身为振振摇，即筋惕肉瞤之意也。桂枝发表，耗散元阳，断不可用。余意当用人参、白术、茯苓、半夏、砂仁、益智、故纸等药。舒氏

茯苓桂枝白术甘草汤

茯苓四两　**桂枝**三两，去皮　**白术**三两　**甘草**二两

水六升，煮取三升，分温三服。

发汗，病不解，反恶寒者，虚故也。芍药甘草附子

汤主之。原文

凡真阳素虚之人，发表药中不加附子，不但病不解，且卫阳耗散而恶寒。反加恶寒者，亡阳之象也。急用附子以回其阳，阳回而病自愈。按：阳虚而表不解，法当用麻黄汤加附子，至芍药非所宜也。舒氏

芍药甘草附子汤

芍药三两　**甘草**三两，炙　**附子**二枚，炮

水五升，煮取一升五合，分温服。

发汗，若下之，病仍不解，烦躁者，茯苓四逆汤主之。原文

太阳底面，即是少阴。汗伤心液，下伤肾液，少阴水火之气，因而隔离。烦者，阳不得遇阴；躁者，阴不得遇阳也。陈氏

此真阳欲越之机，而风寒之邪，在所不计，当温补兼行，以安和其欲越之阳。喻氏

按：所言汗、下仍不解者，果为何经之病？必挈明病属何经？以便分经用药。但云“烦躁”，安知其有汗、无汗，属阳、属阴？何人创此无理之言，吾不能曲为之解也。舒氏

茯苓四逆汤

茯苓六两　**人参**一两　**附子**一枚，生用　**甘草**二两　**干姜**一两半

水五升，煮取三升，温服七合，日三服。

发汗后，恶寒者，虚故也；不恶寒，但热者，实也。当和胃气，与调胃承气汤。原文

阳微则转属少阴，为虚证，以太阳与少阴相表里也；阳盛则转属阳明，为实证，以太阳与阳明递相传也。陈氏

按：《灵》、《素》中，凡论五脏，必兼言胃；凡论虚寒，必兼实热一证，而本论亦然。张氏

恶寒者，汗出荣卫新虚，故用法以收阴固阳而和其荣卫；不恶寒、但热者，表气未虚，津干胃实，故用法以泄实而和中。然曰“与”，似大有酌量，其不当径行攻下，以重虚津液，从可识矣。喻氏

凡真阳素旺之人，阴虚为本，发表药中，不加当归、地黄以养阴，不但病不解，且阴液被夺，肠胃枯涸，而为燥结，则反恶热。恶热者，胃实之验也，故用调胃承气，涤热而复其阴，阴复而病自愈。舒氏

太阳病，发汗后，大汗出，胃中干，烦躁不得眠，欲得饮水者，少少与饮之，令胃气和则愈。若脉浮，小便不利，微热消渴者，与五苓散主之。原文

凡饮水多而小便少者，谓之消渴。喻氏

程郊倩曰：热在上、中二焦者，胃中干是也，其人小便必利；热在下焦者，热入膀胱是也，其人小便必不利。如胃中干，烦躁不得眠，不可更用五苓，重去其津液。若热在下焦，自尔小便不利，顾其间亦有辨焉。热

入而蓄邪水者，水气必挟热上升，而致格水，如水入则吐是也。若脉浮，小便不利，微热，消渴者，是热结膀胱，不格水者，无邪水之蓄也，亦用五苓者，取其气化回津也。

按：此因多汗而夺液成燥者，原无里燥，故不必白虎诸法，但饮水可也。前言格水，是中风证下，风伤卫，风性上行，故为水逆。此条是寒伤荣，寒性下行，故为消渴。

又按：太阳腑证，乃为气化不行，是病在气分，不当用血分之药。仲景必不用猪苓于五苓散中，疑是叔和之错。予意当用桔梗开提肺气，乃可使膀胱转运而行其化，盖桔梗能通天气于地道也。太阳腑证，有蓄尿、蓄热两端。适值膀胱有尿，热邪入而搏之，则少腹满为蓄尿。若无尿，热邪入无所搏，则少腹不满为蓄热。蓄尿者用肉桂，温以化之；蓄热者去肉桂，加滑石以泻热利水。舒氏

五苓散

猪苓十六铢　**泽泻**一两六铢半　**茯苓**十八铢　**肉桂**半两　**白术**十八铢

为末，白饮和服方寸匕，日三服。多饮暖水，汗出愈。二十四铢为一两。

发汗已，脉浮数，烦渴者，五苓散主之。原文

五苓散降而能升，“山泽通气[①]”之谓也。通则转输而布散之，不专在下行而渗泄。陈氏

五苓散两解表里之法，风伤卫、寒伤营俱用之。喻氏

按：脉浮数者，表脉也；烦渴者，里有热也。宜用石膏，然必小便不利，方可合用五苓，否则不可用也。舒氏

伤寒，汗出而渴者，五苓散主之；不渴者，茯苓甘草汤主之。原文

汗出渴者，水津之汗；若汗出不渴者，血液之汗也。陈氏

汗出渴，津液之不能转输，用五苓以助脾；不渴者，津液犹能上达，但调和中胃可也，茯苓甘草汤和胃而通利三焦。张氏

不渴则里证轻，故用桂枝汤中之三、五苓散中之一，小示三表一里之意。喻氏

此承上文，仍具有脉数而烦在内，原文“汗出”二字有误，疑是“无汗”，否则不当用桂枝、生姜也。舒氏

---

① 山泽通气：语出《易·说卦》：“天地定位，山泽通气，雷风相薄，水火不相射，八卦相错。”《周易集解》引虞翻云：“天地定位谓五贵三贱，故定位也；山泽通气谓艮兑同气相求，故通气；雷风相薄谓同声相应，故相薄；水火不相射谓坎离射厌也，水火相通，坎戊离己，月三十日一会于癸壬，故不相射也。八卦相错，错摩则刚柔相摩，八卦相荡也。”

茯苓甘草汤

茯苓二两　**桂枝**二两，去皮　**生姜**三两　**甘草**一两，炙

水四升，煮取二升，分温三服。

中风发热，六七日不解而烦，有表里证，渴欲饮水，水入则吐者，名水逆，五苓散主之。原文　一本有“多服暖水，汗出愈”七字。

六日一周，七日来复而不解，将值阳明主气之期。胃络不通于心则烦，风热交炽于内则渴；热不解，表证也；渴欲饮，里证也；胃气不舒，乃作水逆。盖胃不能游溢精气输于脾，仍藉脾气之散精，通调输布。五苓散主之，是其义也。张氏

热邪挟积饮以上逆，以故外水格而不入，服五苓，频溉热汤，得汗则表里俱解。盖表者，阳也，里之属腑者，亦阳也，所以一举而两得也。喻氏

按：此条非太阳腑证，不当用五苓散。所言“中风发热、六七日不解而烦、有表里证”，法当用桂枝以解其表，石膏以除其烦。若兼渴欲饮水，水入则吐，更加砂仁、半夏散逆止吐，五苓散可取乎？若太阳经邪传腑，是必口渴而小便不利，方可用五苓散通调水道，消热回津，否则非法也。舒氏

未持脉时，病人叉手自冒心，师因教试令咳而不咳者，此必两耳聋无闻也。所以然者，以重发汗虚故如此。原文

周宗超曰：正气虚之耳聋与少阳邪盛之耳聋分别，在“手自冒心”。

大汗虚其心气，以心开窍于耳，故聋。张氏

此示人以推测阳虚之一端，阳虚耳聋，宜固其阳。喻氏

发汗，饮水多，必喘；以水灌之，亦喘。原文

饮水多，饮冷伤肺；以水灌，形寒伤肺。陈氏

发汗后，水药不得入口，为逆。若更发汗，必吐下不止。原文

邱氏曰：为逆者，为之吐逆也，即“水药不得入口”之义。

此条从来诸家错会，扯入桂枝四禁，粗疏极矣。凡表药，皆可令吐下不止，所以仲景于太阳水逆之证，惟用五苓散以导水。喻氏

按：此证胃阳素虚，夙有寒饮，误汗则阳外越，内饮乃随阳药以上升，结聚胸中，水药不入，若更发汗，则阳愈耗而阴愈动。斯水饮之逆者，必致上下奔迫无度矣。假令始初即以制饮散逆之品，加入发汗药内，必无此逆。舒氏

发汗吐下后，虚烦不得眠，若剧者，必反复颠倒，心中懊侬，栀子豉汤主之；若少气者，栀子甘草豉汤主之；若呕者，栀子生姜豉汤主之。原文

少阴君火居上，少阴肾水居下，而中土为之交通。

汗、吐、下三焦俱伤，水火上下不能相交，以栀子入心而下交于肾，豆豉入肾而上交于心。陈氏

下焦之阴气上交于心，以益离[1]中之虚；上焦之君火下交于肾，以助坎[2]中之满；中焦之津汁上资于心而为血，下藏于肾而为精。栀子凌冬不凋，色赤形圆，小而象心，得冬令水阴之气味；豆乃肾之谷，色黑性沉，窨[3]熟而成轻浮，主启阴脏之精，上资于心胃，所以烦解胃和。栀子宜生用。张氏

按：栀子豉汤，于汗、吐、下后俱不可用。若少气者，必不能送邪上涌，吐之何益？且必不可吐。若既呕，又何取乎吐？且既取其吐，又何取乎姜，以散其逆而安其呕？舛理之极，非仲景之法也。舒氏

栀子豉汤

栀子十四枚

水四升，煮栀子得二升半，纳豉，煮取一升半，分为两服，温进一服，得吐者，止后服。

栀子生姜豉汤

即前方加生姜五两，煎法同。

栀子甘草豉汤

---

① 离：八卦之一，象征火。《易・说卦》云："离为火。"此指心，因心在五行属火的缘故。

② 坎：八卦之一，象征水。《易・说卦》云："坎为水。"此指肾，因肾在五行属火的缘故。

③ 窨（xūn）：同"熏"。

即前方加甘草二两，煎法同。

发汗，若下之，而烦热，胸中窒者，栀子豉汤主之。原文

伤寒五六日，大下之后，身热不去，心中结痛者，未欲解也，栀子豉汤主之。原文

葛仙翁[①]《肘后方》[②]用淡豆豉治伤寒，立能发汗。

伤寒下后，心烦腹满，卧起不安者，栀子厚朴汤主之。原文

按：此因误下，损伤胸中、脾中之阳，不能宣布，以致阴气协饮，扰乱心胸而生烦，壅塞腹中而为满，法宜芪、术，大补中气；砂仁、白蔻、半夏、干姜，宣畅胸膈，醒脾逐饮；故纸、肉桂，固肾化气，而病自愈。栀子、厚朴不可用也。舒氏

栀子厚朴汤

栀子十四枚　**厚朴**四两，炙　**枳实**四枚，水浸，去穰，炒

水三升半，煮取升半，分二服，温进一服。得吐者，止后服。

---

① 葛仙翁：字稚川，自号抱朴子，东晋丹阳郡句容（今江苏句容县）人。著名道教学者、炼丹家、医药学家。三国方士葛玄之侄孙，世称“小仙翁”。曾受封为关内侯，后隐居罗浮山炼丹。著有《神仙传》、《抱朴子》、《肘后备急方》、《西京杂记》等。

② 《肘后方》：即《肘后备急方》，原名《肘后救卒方》。8卷，东晋葛洪著。系将其所著《金匮药方》（一作《玉函方》）撷要而成。后经梁代陶弘景增订为《补阙肘后百一方》。金代杨用道再次增补方成今本《肘后备急方》。

伤寒，医以丸药大下之，身热下去，微烦者，栀子干姜汤主之。原文

豆豉合栀子，坎离交姤之义也；干姜合栀子，火土相生之义也。陈氏

按：误于大下，里阳亏损，身热不去，微烦者，乃微阳外薄，虚阳欲亡，法当温中回阳，再一吐之，则阳必从上脱而死矣。仲景必无此法。舒氏

栀子干姜汤

栀子十四枚　**干姜**二两

水三升，煮取一升半，分二服，温进一服。得吐者，止后服。

凡用栀子汤，病人旧微溏者，不可与服之。原文

概括用栀子豉汤之禁忌，极是。愚意汗、吐、下后俱不可用，以其正气已伤，非有实热也。舒先生驳之甚当。合前数条读之，文气亦前后矛盾，谓仲景无此法，良然。弃叟

太阳病[①]**发汗，汗出不解，其人仍发热，心下悸，头眩，身瞤动，振振欲擗地者，真武汤主之。**原文

阳虚之人，才发其汗，便出不止，用麻黄火劫等法，多有此证。所以仲景桂枝汤中，垂戒不可令如水流漓，益见用桂枝且有迫汗亡阳之事矣。“振振欲擗地”

① 病：原无，据《伤寒论》补。

五字，形容亡阳之状如绘。盖汗出过多，卫气解散，其人似乎全无外廓，无可置身，思欲擗地以处其内也。大热亡阴者，欲坐井中，避热就冷也；汗多亡阳者，欲擗地中，避虚就实也。试观婴儿出汗过多，神虚畏怯，尝合面偎入母怀，岂非振振欲擗地之一验乎？从来皆以为惊风误治，实由未参透伤寒证中之大关耳。

真武汤

茯苓三两　**芍药**三两　**生姜**三两　**白术**二两　**附子**一枚

水八升，煮取三升，温服七合，日三服。

咽喉干燥者，不可发汗。原文

脾足太阴之脉，挟咽；肾足少阴之脉，入肺中，循喉咙；肝足厥阴之脉，循喉咙之后；心手少阴之脉，从心系入肺，上挟咽。

淋家不可发汗，发汗必便血。原文

《内经》云：膀胱者，津液藏焉。又曰：膀胱者，胞之室。是胞为血海，居于膀胱之外。胞与膀胱，虽藏血、藏津液有别，而气自相通。淋家膀胱已枯，若再发汗，必动胞中之血。陈氏

疮家，虽身疼痛，不可发汗，发汗则痉。原文

血虚则痉。

衄家不可发汗，汗出必额上陷，脉紧急，直视不能眴，不得眠。原文

太阳之脉，起于目内眦，上额，交巅；阳明之脉，

起于鼻，交额中，下膈，属肺，旁纳太阳之脉；少阳之脉，起于目锐眦。三经互相贯通，俱在额上鼻目之间，此三阳之危证也。陈氏

身疼痛，为寒伤营之证，本当发汗，然疮疡之人，肌表素虚，营血暗耗，必痉。痉亦膀胱病也。喻氏

亡血家不可发汗，发汗则寒栗而振。原文

阴亡而阳无所附，阳从外脱，其人寒栗。《内经》云：涩则无血，厥而且寒。陈氏

汗家重发汗，必恍惚心乱，小便已阴痛，与禹余粮丸。原文

本方失传，王日休补方，毫无深义。

平日汗多者，表阳素亏者，重发其汗，则阳从外亡，胸中神魂无主，故心神恍惚而内乱也。小便已，阴痛者，阳气大虚，便出则气愈泄，而化源伤，故疼。便前痛为实，便后痛为虚。从来皆谓汗为心液，汗多重汗则心血伤，小肠之血亦伤。愚谓不然。如果血虚，曷为不生内烦诸证？此病在气分，宜于涩以固脱之外，大补阳气则当矣。喻氏

病人有寒，复发汗，胃中冷，必吐蛔。原文

张令韶曰：本论逐节之后，必结胃气一条，以见汗、吐、下皆伤胃气。治伤寒者，勿伤其胃焉斯可矣。

蛔乃阴类，不得阳气，则顷刻上而外出。张氏

本发汗而复下之，此为逆也。若先发汗，治不为

逆。本先下之，而反汗之为逆。若先下之，治不为逆。原文

少阳虽有汗、下二禁，然而当汗、当下，正自不同，全在辨其表里差多、差少之间矣。喻氏

伤寒，医下之，续得下利清谷不止，身疼痛者，急当救里；后身疼痛，清便自调者，急当救表。救里宜四逆汤，救表宜桂枝汤。原文

下利清谷，以脾胃无阳，不能腐化也。身体疼痛者，在里之阴邪盛，而经脉为其阻滞也。阳微阴甚，凶危立至，当急救其在里之微阳，俾利与痛而俱止，救后便调阳复；而身痛仍不止，是表邪未尽，当急救其表。喻氏

按：四逆汤驱阴救阳之中，必当重用白术，以助脾中之阳；黄芪以助胸中之阳，功效更速。舒氏

病发热头痛，而脉反沉，若不瘥，身体疼痛，当救其里，宜四逆汤。原文

《内经》云：太阳本寒而标热。此症见标证之发热，不见本证之恶寒。以本寒之气沉于内，外无恶寒而内有真寒也。陈氏

太阳病，先下之而不愈，因复发汗，以此表里俱虚，其人因致冒，冒家汗出自愈。所以然者，汗出表和故也。得里未和，然后复下之。原文

冒者，神识不清，似有物蒙蔽于外，所以必须得

汗，俾邪从外出，然后辨其二便之和否，再一分解其邪。然而表里俱虚之证，其两解之法，宜轻而且活，所以说汗出自愈，未尝指定服药也。又说得里未和然后下之，但示其意，并不出方，后人孰[1]察其尊《内经》“虚者实之”之义乎？喻氏

按：原文云太阳病，则必头项强痛，恶寒发热矣。曰“下之而不愈”，是太阳病未解可知矣。因复发汗，不可谓不当。其病之解、未解，置而不言，乃曰“以此表里俱虚、其人因致冒”，则其冒因汗而致明矣，何又曰“冒家汗出自愈”？又曰“所以然者，汗出表和故也”？其先已发汗矣，其表何以不和？且太阳病未兼阳明腑证，何又凭空插出二句曰：得里未和，然后下之。况早已下之矣，其里何不和？叔和伪撰，不通之至。舒氏

“冒”字，张、陈二氏均解作“戴阳于上”，不如喻氏解作“似有物蒙蔽其外”谛当。原文有“表里俱虚”句，正气虚则清阳失其清朗，而浊阴蒙蔽之矣。原文未免杂乱无章，令注者亦不能顺理成章，舒先生指而出之，开后学多少见识。弃叟

太阳病未解，脉阴阳俱停，必先振栗汗出而解。但阳脉微者，先汗出而解；阴脉微者，下之而解。若欲下

---

① 孰：原作“熟”，音近而讹，迳改。

之，宜调胃承气汤。原文

此亦仲祖微言，以示不必果下之意。张氏

本论有伤寒一日，太阳受之，脉若静者，为不传；此云“脉阴阳俱停”，是两无偏胜，邪欲解可知也。设见阳脉微者是表气虚，阴脉微者是里气虚，法当于发表攻里药中，兼扶本气，则俱得之矣。此病在太阳，不在阳明，总不宜下，其理甚明，何得云“阴脉微者下之而解”？大抵仲景之书，轶[①]于兵火，后人不能得其真也。舒氏

太阳病，发热汗出者，此为荣弱卫强，故使汗出。欲救邪风者，宜桂枝汤。原文

营气被卫气之所并而弱，卫气受邪风之所客而强。陈氏

卫得邪助而强，荣无邪助故弱。须知荣弱与血虚无涉。邪风即风邪，勿凿看。喻氏

“营弱卫强”之说，究非确义。风伤卫之所以有汗，而寒伤荣无汗者，以荣气精专，静而闭锢，卫气慓疾，动而疏泄，且风主发扬，寒主收引，阳开阴阖，自然之道也。安得有所谓“荣弱卫强”者哉？舒氏

伤寒五六日，中风，往来寒热，胸胁苦满，默默不欲饮食，心烦喜呕，或胸中烦而不呕，或渴，或腹中痛，或胁下痞硬，或心下悸而小便不利，或不渴、身有

① 轶：散失。

微热，或咳者，与小柴胡汤主之。原文

五脏之经俞在背，主太阳；五脏之气由胸而出，亦司于太阳。太阳之气运行于皮毛，从胸膈而出入。盖胸乃太阳出入之部，胁为少阳所主之枢。柴胡根生白蒻[①]，香美可食，感一阳之气而生；半夏气味辛平，形圆色白，感一阴之气而生；人参、甘草、生姜、大枣，滋补中焦之气，而横达四旁；黄芩气味苦寒，外肌肉而内空腐，能解躯形之邪热。正气内出，邪热外清，此运枢却病之神方也。张氏

风寒之外邪，挟身中有形之痰饮，结聚于少阳之本位，所以胸胁苦满。胃中水谷不消，所以默默不欲食，即昏昏之意，非静默也。喻氏

小柴胡汤

柴胡半斤　**黄芩**三两　**人参**三两　**甘草**三两　**半夏**半斤　**生姜**三两　**大枣**十二个

水一斗二升，煮取六升，去滓，再煮取三升，温服一升，日三服。若胸中烦而不呕，去半夏、人参，加瓜蒌实一枚。若渴者，去半夏，加人参，合前成四两半，瓜蒌根四两。若腹中痛者，去黄芩，加芍药三两。若胁下痞硬，去大枣，加牡蛎四两。若心下悸，小便不利者，去黄芩，加茯苓四两。若不渴，外有微热者，去人

---

① 蒻（ruò）：蒲、荷等水生植物没入泥中的白嫩部分。

参，加桂枝三两，温服，取微汗愈。若咳者，去人参、大枣、生姜，加五味子半升、干姜二两。

按：此本少阳证，而编在“太阳篇”中，可见当时编次之误，未免淆读者眼目。喻先生《尚论篇》分划六经，似较原文界限清白，谓原文为叔和错乱编撰，良不诬也。弃叟

原文中，如六经杂置，及合病、并病之不分明者甚多。弃又志

血弱气尽，腠理开，邪气因入[①]与正气相搏，结于胁下，正邪分争，往来寒热，休作有时，默默不欲饮食，脏腑相连，其痛必下。邪高痛下，故使呕也，小柴胡汤主之。服柴胡汤已，渴者，属阳明也，以法治之。原文

《经》云：少阳外主腠理，内主三焦。腠者，三焦通会元真[②]之处，血气所注。又少阳之上，相火主之。陈氏

成氏引《灵枢·岁露篇》曰：月郭空，则海水东盛，人气血虚，卫气去，形独居。血弱气尽者，月郭空之时也。张氏

此条喻氏编于“妇人中风”诸条下，甚有卓见。玩“血虚气尽”四字可悟，伤寒证似不得突然有血虚气尽

---

① 人：原作“人”，形近而误，迳改。
② 通会元真：原作“通元会真”，据文义改。

之候。奔叟

按：妇人产后及经水过后，皆血弱气虚之候，外邪乘虚入而结于胁下，少阳之本位也。往来寒热，不欲饮食，少阳之本证也。脏腑相连，邪高痛下者，以少阳表热为邪高，厥阴里寒为痛下。法宜柴胡以解少阳之表；附子、炮姜、吴萸、肉桂以破厥阴之寒，而散逆止呕；参、芪、术以补虚；草果以破胁下结，方为合作，柴胡汤不中也。舒氏

得病六七日，脉迟浮弱，恶风寒，手足温，医二三下之，不能食而胁下满痛，面目及身黄，颈项强，小便难者，与柴胡汤后必下重。本渴而饮水呕者，柴胡汤不中与也，食谷者哕。原文

伤寒四五日，身热，恶风，颈项强，胁下满，手足温而渴者，小柴胡汤主之。原文

证兼见三阳，本当从三阳合并之例，而用表法，但手足温而加渴，外邪辐揍于少阳，而向里之机已著，倘更用辛甘发散之法，是重增其热而大耗其津也，故用小柴胡之和法。此用小柴胡汤，当从加减法，不呕而渴者，去半夏加瓜蒌根为是耳。喻氏

按：身热，恶风，颈项强，太阳之表证也；胁下满，悬饮也；手足温而渴，里有热也。法宜桂枝以解太阳之表，半夏、草果以治悬饮，石膏以撤里热，小柴胡汤可取乎？仲景必无此法。舒氏

伤寒，阳脉涩，阴脉弦，法当腹中急痛者，先与小建中汤；不瘥者，与小柴胡汤主之。原文

按：原法，腹痛，小柴胡汤去黄芩，加白芍。

小柴胡汤能行皮肤气分中之邪，又能行经脉内外之血。血生于胃腑，水谷之精从胃之大络而注于脾之大络，从大包而行于脏腑之经隧，而外出于经络、皮肤。张氏

按：阳脉涩，阳虚也；阴脉弦，阴盛也。阳虚阴盛，故法当腹中急痛，宜用术、附、姜、桂以御阴助阳。小建中汤不中与也，小柴胡汤更不合理。舒氏

小建中汤

桂枝三两，去皮　**甘草**二两，炙　**大枣**十二枚　**芍药**六两　**生姜**三两　**胶饴**一升

水七升，煮取三升，去滓，纳胶饴，更上微火消解，温服一升，日三服。呕家不可用建中，以甜故也。

伤寒中风，有柴胡证，但见一证便是，不必悉具。原文

周宗超曰：以伤寒言之，转少阳之枢，外出太阳也。以中风言之，厥阴不从标本从中，见少阳之治也。

凡柴胡汤病证而下之，若柴胡证不罢者，复与柴胡汤，必蒸蒸而振，汗出而解。原文

伤寒二三日，心中悸而烦者，小建中汤主之。原文

此证胃有停饮，外邪挟之上僭，则凌心而为悸，扰

心而生烦。方中用饴糖之意，以补中气而健脾胃，使中气充畅，则剪伐有权。予意更当加陈皮、半夏、白术、茯苓，且寒伤营，芍药最忌，何反用之？麻黄要药，何反不用？心中不无余恨。舒氏

太阳病，过经十余日，反二三下之，后四五日，柴胡证仍在者，先与小柴胡汤；呕不止，心下急，郁郁微烦者，为未解也，与大柴胡汤下之则愈。原文

细玩“柴胡证仍在”五字，则过经十余日之病，是少阳矣。若太阳病过经不解，当云“桂枝证仍在”也。若桂枝证至此转为柴胡证，当为传经，非过经未解也。其呕不止、心下急、郁烦者，乃太阴虚寒协饮而动也。法当温中散邪，降逆逐饮，大柴胡汤不可用也。舒氏

大柴胡汤

柴胡半斤　**黄芩**二两　**芍药**三两　**半夏**半斤　**生姜**五两　**枳实**四两，炙　**大枣**十二枚

水一斗二升，煮取六升，去滓，再煎，温服一升，日三服。一方用大黄二两。

少阳之枢，并于阳明之阖，故用大黄以调胃。此方原有两法，长沙辨而均用之。愚按：玩“下之则愈”四字，必方中有大黄，不然不能下也。弃叟

伤寒，十三日不解，胸胁满而呕，日晡即发潮热，已而微利，此本柴胡证，下之而不得利，今反利者，知医以丸药下，非其治也。潮热者，实也。先宜小柴胡汤

以解外，后以柴胡加芒硝汤主之。原文

丸药下意，解见栀子干姜汤内。

莫氏曰：丸药下之，有邪留于胃者，有邪留于脾者；身发潮热，有属阳明胃者，有属太阴脾者。然潮热亦有虚象，学者于诊时所当潜心体晰也。

先用小柴胡分提以解外邪，后加芒硝以解胃中之热。喻氏

按：此为饮邪旁流入胁，则胁满上逆而呕；胃有宿结，故潮热。法宜白术、茯苓、半夏、草果、砂仁、干姜、大黄、枳实以治之，小柴胡及加芒硝汤，均非法也。舒氏

柴胡加芒硝汤

柴胡二两六铢　**半夏**二十铢　**黄芩**一两　**甘草**一两　**生姜**一两　**人参**一两　**大枣**四枚　**芒硝**二两

水四升，煮取二升，去滓，纳芒硝，更煮微沸，分温再服。

伤寒，十三日不解，过经谵语者，以有热也，当以汤下之。若小便利者，大便当硬，而反下利，脉调和者，知医以丸药下之，非其治也。若自下利者，脉当微厥，今反和者，此为内实也。调胃承气汤主之。原文

伤寒证以七日为一候，其有二三候不解者，病邪多在三阳留恋。若不辨证，徒屈指数经、数候，辗转差误，正虚邪凑，愈久愈难为力。仲景云：太阳病，头痛

至七日以上自愈者，以行其经尽故也。即《内经》“七日太阳病衰、头痛少愈”之旨也。可见太阳一经，有行之七日以上者矣。若谓六经传尽，复传太阳，必无是理，后人坠落成无已阱中耳。岂有厥少两阴交尽于里，复从皮毛外，再入太阳之事耶？请破此大惑。喻氏

张盖仙曰：观此条前治固误，后治亦误。前云丸下非其治，盖为丸药留恋腹中，伤其里气。以故小便利者大便当硬，而反下利，下文何得据“今反和者”一语，断为内实，而主承气汤耶？仲景必无此法。

“过经不解”四条，亦皆可以不必。虽曰“过经”，究竟仍在六经之内，按仲景六经之法以治之，无所往而不得之矣，又恶[①]用此过经不解之法为哉？舒氏

太阳病不解，热结膀胱，其人如狂，血自下，下者愈。其外不解者，尚未可攻，当先解其外。外解已，但少腹急结者，乃可攻，宜桃核承气汤。原文

膀胱者，太阳寒水之经也。

程郊倩曰：太阳病不解，热邪随经入里。其人不宁静，乃血分受邪，倘血自下必愈。桃仁承气汤仍兼桂枝者，以太阳随经之热，非桂枝不解耳。

桃核承气汤

桃仁五十个，去皮、尖　**桂枝**二两　**大黄**四两　**芒硝**二两

---

① 恶（wū）：表示疑问的代词，相当于“何”、“怎么”。

甘草二两，炙

水七升，煮取二升半，去滓，纳芒硝，更上火微沸，先食温服五合，日三服，当微利。先食，服药在未食之前也。

伤寒八九日，下之，胸满烦惊，小便不利，谵语，一身尽重，不可转侧，柴胡加龙骨牡蛎汤主之。原文

用小柴胡达伤寒之邪，仍从胸胁以外出，加龙、蛎启水中之生阳，以助少阳之气。《经》云：少阳属肾。少阳之气，生于水中，上合三焦，与心主包络相合而主血。桂枝、茯苓以助心主之神，而达少阳之气；大黄清阳明之热。盖邪热清而少阳之气转，生气升而少阳之枢续矣。张氏

沈氏曰：章内二三日至四五日、十余日，皆六气相传，各为主气之期，以正气为主，兼论病邪之有无。

此伏饮素积，为变之最钜者。盖积饮之人，津液素结，原不足以充灌周身。似此证过经而下之，可谓慎矣。孰知外邪未尽，乘虚而陷，积饮挟之，填满胸中，君主孤危，所以心惊神乱。喻氏

按：此条乃内伤胸中之阳，而不能宣布于上，阴气挟饮上攻，填满胸中。烦惊者，饮邪扰乱而生烦，阳虚气怯而多惊也。若小便不利者，里阳虚而膀胱之化不行也。然谵语原有虚实之分，实则谵语，虚则郑声。谵语属阳明，火邪内结，神明内乱也，其人张目不眠，声音

响亮，口臭气粗，身轻则易转侧；郑声属少阴，气脱阳虚，神魂无主，则其人目瞑倦卧，声低息短，细语呢喃，而身重难于转侧。此言一身尽重，难于转侧，乃少阴之郑声也。法当重用黄芪、白术以补其气；附子以御其阴；砂仁、白蔻宣畅胸膈而醒脾胃；半夏、南星以逐饮；桂枝以化其气，一定之理也。若柴胡加龙骨、牡蛎，无用之至。舒氏

柴胡加龙骨牡蛎汤

半夏二合　**大枣**六枚　**柴胡**四两　**人参**一两半　**龙骨**一两半　**铅丹**一两半　**桂枝**一两半　**茯苓**一两半　**大黄**二两　**牡蛎**一两半

水八升，煮取四升，纳大黄，煮一二沸，温服一升。

伤寒，腹满谵语，寸口脉浮而紧，此肝乘脾也，名曰纵。刺期门。原文　二穴，肝之募也。

此病在有形之脏，不在无形之气也。在无形之气，则曰太阳、厥阴；在有形之脏，则曰肝、曰脾、曰肺。陈氏

《内经》云：诸腹胀大，皆属于热。又云：气盛则多言。是腹满谵语，乃肝旺所发也。又

“平脉篇”曰：水行乘火，金行乘木，名曰纵；火行乘水，木行乘金，名曰横。“辨脉篇”曰：脉浮而紧者，名曰弦。按《伤寒》六篇，皆病在六气，而不涉于经脉之有形，即“太阳之为病，脉浮”，“少阴之为病，

脉微细"，乃病气而调通体之脉，非病之在于脉也，故学者当于六气中求之。若本论中，凡云"刺"者，方在有形之脏腑、经脉上看。张氏

腹满谵语，阳明腑证也；寸口脉浮紧，太阳表脉也。此为太阳、阳明，何以见其肝乘脾也。窃疑有误。舒氏

伤寒发热，啬啬恶寒，大渴欲饮水，其腹必满，自汗出，小便利，其病欲解，此肝乘肺也，名曰横。刺期门。在乳下第二肋端，去乳头约四寸，厥阴、阴维之会，刺入四分。《活人》云：在乳直下，肋骨近腹处。则是第二肋，当从下数起，恰在软肋之两端，肥人一寸，瘦人半寸，不肥不瘦中取之。但下针，令病人吸五吸，停针良久，徐徐出针。

太阳主表、主皮毛，肺亦主表、主皮毛。陈氏

"此肝乘肺也、名曰横、刺期门"十一字，当在"其腹必满"下。张氏

亦由腹满而不谵语，故易解。喻氏

太阳病二日，反躁，反熨其背而大汗出，火热入胃，胃中之水竭，躁烦，必发谵语，十余日，自下利者，此为欲解也。故其汗从腰以下不得汗，欲小便不得，反呕，欲失溲，足下恶风，大便硬，小便当数，而反不数及不[①]多，大便已，头卓然而痛，其人足心必热，谷气下流故也。原文

高子曰：此节分两段看："太阳"至"此为欲解也"

① 不：原无，据《伤寒论》补。

一段，言阳明得少阴之气而自解；下段言少阴得阳明之气相济，而释所不解之义。

此段文义隐奥，从来注释不得其解，谨明之以畅尚论之怀。盖火邪入胃中，十余日不解，忽振振自下利者，盖火邪从大肠下奔，其候本为欲解，然而不解者，以从腰以下不得汗，邪虽下走，终不外走，故不解也。上条从颈以下不得汗，其热重；此从腰以下不得汗，其势较轻。足下恶风，见阳邪但在下也。小便不得，见阳邪闭拒阴窍也，与不得汗正同，所以大便亦硬。反呕者，邪欲从上越也。欲失溲者，邪欲从前阴出，皆余邪欲散之征也。然后身半以下之阴气得上，而反头痛；身半以上之阳气得下，而反足心热。欲愈之状，尚类病状，火邪为虐为何如哉？喻氏

其后之头痛足热者，溃邪佚散，以从升降而为去路也。然亦胃阳流布之休征，故曰“谷气下流故也”。舒氏

太阳中风，以火劫发汗，邪风被火热，血气流溢，失其常度，两阳相熏灼，其身发黄。阳盛则欲衄，阴虚则小便难，阴阳俱虚竭，身体则枯燥。但头汗出，剂[①]颈而还，腹满微喘，口干咽烂，或不大便，久则谵语，甚者至哕，手足躁扰，捻衣摸床。小便尚利者，其人可治。原文

① 剂：同“齐”。

仲景以小便利一端，辨真阴之亡与未亡最细。盖水出高原，小便利则津液不枯，肺气不逆可知矣；肾以膀胱为腑，小便利则膀胱之气上行，肾水不枯可知也。喻氏

张盖仙曰：此证纯阳无阴，何得云“阴阳俱虚竭”？是必后人有误。

伤寒脉浮，医以火迫，劫之亡阳，必惊狂，起卧不安者，桂枝去芍药加蜀漆牡蛎龙骨救逆汤主之。原文

桂枝汤中除去芍药，人皆不知其故。或谓恶其酸收，非也。神散正欲其收，何为见恶耶？设不宜于芍药，又何宜于龙骨、牡蛎之涩耶？盖阳神散乱，当求之于阳，去芍药之阴重，然后阳药得趋达阳位；更加蜀漆为之主统，则神可赖之以攸宁矣。喻氏

“亡阳”二字恐有误，篇中以火劫致变者，皆为亡阴。本条之去芍药者，其为无汗之故显然。夫误服大青龙而亡阳者，乃为多汗所致。此为无汗而致，岂有无汗而亡阳之理哉？用此以救逆者，是驱其邪而安其神也。舒氏

汪苓友[1]疑亡阳证，恐不胜蜀漆之暴悍。柯韵伯疑当时另有蜀漆，非常山苗。修园每以茯苓代之，热甚者

① 汪苓友：即汪琥，苓友，清代江苏长州（今苏州）人。先业儒，后改业医，曾对张仲景《伤寒论》一书加以注释，撰有《伤寒论辨证广注》（1630年刊行）一书，另有《痘疹广金镜录》、《养生君主编》等。原作“汪友苓”，今乙正。

以白薇代之。

桂枝汤去芍药加蜀漆龙骨牡蛎救逆汤

桂枝三两　**炙甘草**二两　**生姜**三两　**牡蛎**五两　**龙骨**四两　**大枣**十二枚　**蜀漆**四两

上，为末，水一斗二升，先煎蜀漆，减二升，纳诸药，煮取三升，去滓，温服一升。

舒驰远曰：用蜀漆专行血分，以破其坚结；用牡蛎之咸以下其水，寒以泻其热；龙骨载还心神而安魂定惊；桂枝、甘草、生姜、大枣通调肌表而行津液，使周身漐漐[①]有汗，则邪随汗散，阴以渐复，惊狂定而起卧俱安矣。但蜀漆，人所罕用，不若去之，加红花、苏木、朱砂三味，甚为平妥。再按：牡蛎泽泻散中之蜀漆，乃常山苗，走气分行水。此为火邪搏入血分，故用走血之药，非常山苗，不可不知。

形作伤寒，其脉不弦紧而弱，弱者必渴，被火者必谵语；弱者发热脉浮，解之当汗出愈。原文

仲景未出方，程郊倩拟用大青龙汤，修园以为太过，欲用桂枝汤，又嫌于“必渴”二字有碍，乃拟用小柴胡汤去半夏加瓜蒌根，仍与桂枝汤合半用，温服取微汗。

太阳病，以火熏之，不得汗，其人必躁。到经不

① 漐漐：原作“蛰蛰”，据文义改。

解，必圊血，名为火邪。原文

申之曰“名为火邪”，示人以治火而不治其血也。喻氏

血从上逆者，是风伤卫。风性上行，故欲衄；血下趋阴窍者，是寒伤营；寒性下行，故圊血。

脉浮，热甚，反灸之，是为实。实以虚治，因火而动，必咽燥、唾血。原文

手少阴之脉，上膈，夹咽，火气循经上出于阳络。《经》云：阳络伤，则血外溢。大黄泻心汤可用，或加黄芩，即《金匮》之正法。陈氏

微数之脉，慎不可灸。因火为邪，则为烦逆，追虚逐实，血散脉中，火气虽微，内攻有力，焦骨伤筋，血难复也。原文

速用芍药甘草汤，可救十中之一二。陈氏

微数者，阴虚多热也。此而灸之，则虚者益虚，热者益热。凡病皆然，不独伤寒，宜戒。喻氏

脉浮，宜以汗解，用火灸之，邪无从出，因火而盛，病从腰以下必重而痹，名火逆也。欲自解者，必当先烦，乃有汗而解，何以知之？脉浮，故知汗出解也。原文

《内经》曰：真气不周，命曰痹。此因火而累气，故不名“气痹”，而名“火逆”。陈氏

此证必从腰以下未得汗，故但下身增剧，法宜相其

元气津液，以去其邪，而必从二便中以求消息也。舒氏

烧针令汗，针处被寒，核起而赤者，必发奔豚，气从少腹上冲心者，灸其核上各一壮，与桂枝加桂汤，更加桂二两。原文

奔豚者，肾邪也。自少腹上逆而冲心，状若豕突，以北方亥位属猪故也。当即此例推之，凡发表误入寒药，服后反加壮热，肌肤起赤块，畏寒，腰痛，气逆而喘者；或汗时盖覆未周，被风寒复侵，红肿，喘逆，其证同者，用此法良验。喻氏

喻氏曰：一妇病外感，服表药后，忽面若妆[1]朱，散发叫喘，双手上扬。予知其腹作奔豚也，用此方而顷之即定。

《难经》云：肾之积，曰奔豚。则奔豚属肾矣。方用桂枝加桂汤，于少阴法不合也，且既为阴邪上逆，从少腹冲心，悖乱已极，岂可更用桂枝之升散，以重耗其阳，而愈动其阴乎？仲景必无此法。偶与闵公景隆谈医，曰：昨见一壮盛少年，患少腹痛，以渐上攻而至心下，医者用桂枝加桂汤四剂，则魄汗厥逆而死，此误矣。证乃中寒，宜主吴萸四逆汤，驱阴降逆。疏庸之辈，谬据奔豚法，而放胆用桂枝以杀之耳。予闻而爽然曰：先生高识，足以释我疑，而破天下后世之惑也，今

① 妆：原作“装”，音近而讹，据喻嘉言《尚论篇》改。

而后益知奔豚之法，不可从也。爰是更进而求之，烧针者，过经以御阴也，肾邪当不致窃发矣，且核起而赤者，尚在躯壳之表，曷为必发奔豚耶？此必后人之误。舒氏

桂枝加桂汤

桂枝三两　**芍药**三两　**生姜**三两　**甘草**三两　**大枣**十二枚　**牡桂**二两

水七升，煮取三升，温服一升。

火逆下之，因烧针烦躁者，桂枝甘草龙骨牡蛎汤主之。原文

此证误而又误，虽无惊狂等变，然烦躁则外邪未尽之候，亦真阳欲亡之机，用桂枝解外，龙、牡安内可也。喻氏

舒氏曰：不可不重用生地以养其阴。

桂枝甘草龙骨牡蛎汤

桂枝一两　**甘草**二两　**牡蛎**二两　**龙骨**二两

上，为末，水五升，煮取二升半，温服八合，日三服。

太阳伤寒，加温针，必惊也。原文

病在肌[①]表，不宜针刺，伤其经脉，神气外浮，《内经》所谓“起居如惊、神气乃浮”是也。陈氏

---

① 肌：原作“机”，音近而讹，据陈修园《伤寒论浅注》改。

太阳病，当恶寒发热，今自出汗，不恶寒发热，关上脉细数者，以医吐之过也。一二日吐之者，腹中饥，口不能食；三四日吐之者，不喜糜粥，欲食冷食，朝食暮吐，以医吐所致也，此为小逆。原文

马氏曰：正虚邪陷，胃气孤危，殊不得为小逆矣。

二日为阳明主气之期，四日为太阴主气之期。

太阳病，吐之，但太阳病当恶寒，今反不恶寒，不欲近衣者，此为吐之内烦也。原文

此为吐伤胃中之阴，较上条稍轻。喻氏

病人脉数，数为热，当消谷引食，而反吐者，此以发汗，令阳气微，膈气虚，脉乃数也。数为客热，不能消谷，以胃中虚冷故也。原文

太阳病，过经十余日，心下温温欲吐，而胸中痛，大便反溏，腹微满，郁郁微烦，先此时自极吐下者，可与调胃承气汤。若不尔者，不可与。但欲呕，胸中痛，微溏，此非柴胡证，以呕故知极吐下也。原文

此条注者，不得仲景叮咛之意，兹特明之。太阳过经，欲吐不吐，胸痛，便溏，腹满，微烦，此有二辨。若曾经大吐、大下者，可用调胃承气；若不尔者，岂但调胃不可用，柴胡亦不可用，以邪尚在太阳高位也。若其人能呕，则是为吐、下所伤，而所主又不在太阳矣。喻氏

太阳病，淹留十余日而不愈者，大抵由其脾气虚

弱，不能运送也。心下温温欲吐者，饮邪泛溢于上也；胸中痛者，饮邪上结而不散也；大便溏者，虚寒也；腹微满者，气虚不能升降也；郁郁微烦者，邪逼胸中，正气不能宣畅，无可奈何之象也。诸证无非内脏虚寒，或为吐、下所伤，或为中气素弱，法宜温经散邪，兼以涤饮，承气汤断不可用。舒氏

太阳病，六七日，表症仍在，脉微而沉，反不结胸，其人发狂者，以热在下焦，少腹当硬满，小便自利者，下血乃愈。所以然者，以太阳随经，瘀热在里故也。抵当汤主之。原文

太阳之气，循经而下入于胞中，太阳经脉起于目内眦，从巅下项，夹脊抵腰，入循膂而内络膀胱。张氏

高子曰：太阳表邪，循背下入，则为抵当证，而属有形；从胸下入，则为桃仁承气证，而属无形。

桃核承气证，为热结膀胱，乃太阳肌腠之邪，从背膂而下结于膀胱。此为瘀热在里，从胸中而下结于少腹。陈氏

舒氏曰：友人李宣本，问太阳蓄血乃为热结膀胱，其去路自应趋前阴而出，曷为方中用大黄、芒硝，反夺其大肠，何谓？予曰：斯言确乎有理，原文得之当时读者之口授，恐不尽得其真。以理揆之，桃仁承气汤、抵当汤为大肠蓄血者宜之，于膀胱蓄血果不合也。方用红花、小蓟、生地、归尾、万年霜之类，加入五苓散中，

从小便以逐其邪，庶几有当。斯虽臆说，亦即可以为定法。又问：大肠与膀胱何以辨之？曰：血蓄膀胱者，少腹硬满，小便自利也；大肠蓄血者，屎虽硬而大便反易，其色必黑。仲景之法以此为别耳。

抵当汤

水蛭三十个，熬　**虻虫**三十个，去翅，熬　**桃仁**二十个，去皮、尖　**大黄**三两，酒浸

锉如麻豆，水五升，煮取三升，温服一升，不下，再服。

太阳病，身黄，脉沉结，少腹硬，小便不利者，为无血也。小便自利，其人如狂者，血证谛也。抵当汤主之。原文

加一“谛”字者，言从中土而结于少腹，是循胸膈之气分而下，不循背脊之经膂而下，故如狂而不发狂。张氏

此乃法中之法也。血症为重病，抵当为重方，恐后人辨认不清，不当用而误用，与夫当用而不敢用，故重申其义。小便不利，乃热瘀膀胱无形之气，病为发黄之候也；小便自利，则膀胱之气化行，然后知少腹满者，允为有形之血矣。辨证当于此等处着眼。喻氏

伤寒有热，少腹满，应小便不利，今反利者，为有血也。当下之，不可余药，宜抵当丸。原文

膀胱乃胞之室，小便不利者，热结膀胱；小便利，

则膀胱气分之邪散入于胞中之血分，必下血乃愈。盖膀胱通小便，胞中又通大便矣。张氏

伤寒蓄血，较中风蓄血更为凝滞，故变汤为丸，煮而连滓服之。喻氏

抵当丸

水蛭二十个　**虻虫**二十五个　**桃仁**二十个　**大黄**三两，酒浸

杵分为四丸，水一升煮一丸，取七合服之，晬时当下血，不下，更服。

太阳病，小便利者，以饮水多，必心下悸；小便少者，必苦里急也。原文

张钱塘云：上节以小便利、不利，辨血之有无；此又以小便多少，验水之有无。

饮水多而小便利者，里阳衰也，故水气凌心而悸；若饮水多而小便少者，里有热也，心不悸可知矣。舒氏

《伤寒论汇注精华》卷一之下

辨太阳病脉证篇下

问曰：病有结胸，有脏结，其状何如？答曰：按之痛，寸脉浮，关脉沉，名曰结胸也。何谓脏结？答曰：如结胸状，饮食如故，时时下利，寸脉浮，关脉小细沉紧，名曰脏结。舌上白苔滑者，难治。脏结无阳证，不往来寒热，其人反静，舌上苔滑者，不可攻也。原文

无阳证者，无表证也；不往来寒热，无半表半里证也；舌上有滑苔，则以丹田有热，胸中有寒。夫丹田，阴也，反有热；胸中，阳也，反有寒，则病不在表里而在上下，邪相悖而不相入，所以“不可攻也”。试思脏已结矣，匪攻而结胡由开邪？但其阴阳悖逆，拒格而不入，与里证已具、表证未除者，相去不远，而转凶危耳。然温中散邪，俾阴气渐下而内消，客邪渐上而外散，则良工之为其所难乎？喻氏

脏结之证，本属虚寒，外感皆从寒而不化热，所以表里俱无阳证。以意度之，当用四逆汤加半夏、草果、人参、茯苓、肉桂、鹿鞭之类，且结胸高在心上，不在

心下，通章不合仲景之法，是必叔和之误。舒氏

病发于阳而反下之，热入因作结胸；病发于阴而反下之，因作痞。所以成结胸者，以下之太早故也。结胸者，项亦强，如柔痉状，下之则和，宜大陷胸丸方。原文

张钱塘云：此言结胸、脏结之所因，而于脏结之中，复又推言痞结，以见痞之同发于阴，而不与脏结同者，脏结结于下，而痞结结于上也。结于下者，感下焦阴寒之气；结于上者，感上焦君火之化也。发于阳者，太阳也，宜表从汗解，反下则胃中空虚，邪热入内，结于胸膈之阳分；发于阴者，少阴也，治当助其君火之阳，反下则邪入于胸膈之阴分，因作痞。

病发于风伤卫，误下则结硬于胸下，以阳位高在上也；病发于阴，为寒伤营，误下则痞塞于心下，以阴位卑在下也。二证非下之太早，乃太阳病不应下而下之故也。夫阴寒痞塞胸中，身心踡蹋[①]；阳邪结聚胸中，其身张扬。不由误下之结胸，非阳虚阴凑，盖为胃中邪结紧盛，逆满冲胸，而致项强，昂然似痉。然痉病身手俱张，此但项张，原非痉也。舒氏

大陷胸丸

大黄半斤　**葶苈**半斤，熬　**芒硝**半斤　**杏仁**半升，去皮、尖，

---

① 踡蹋：迫屈不伸。

熬黑

四味合研如脂，和散，如弹丸一枚，别捣甘遂末一钱匕，白蜜二合，水二升，煮取一升，温顿服之，一宿乃下。如不下，更服，取下为效，禁如药法。原文

用大黄、芒硝以下胃中之燥，甘遂、葶苈、杏仁以荡胸上之满，可为合法。然而证已急矣，缓而用丸何为哉？且不由误下，不当指为结胸，方亦不必名之曰“陷胸”可也。思欲改之而未即改者，盖有待于后贤也。舒氏

结胸证，其脉浮大者，不可下，下之则死。结胸证悉具，烦躁者亦死。原文

治邪结易，治正结难。太阳之气生于下焦，从中膈而外出于肤表。结胸者，其气结于中也。其脉浮大者，太阳之气虚于内，而浮大于外也。下之则根气益虚，不与表阳相接，内外脱离，故死也。张氏

胸既结矣，本当下以开其结，然脉浮大，则表邪未尽，下之是令其结而又结，故主死。夫邪结于胸，惟藉药力以开之。烦躁者，津液已竭，胃气垂绝，安能载药力以上行乎？此陷胸诸法，见几于早，兢兢以开结为先务，结开而胃气自安。喻氏

太阳病，脉浮而动数，浮则为风，数则为热，动则为痛，数则为虚。头痛发热，微盗汗出，而反恶寒者，表未解也。医反下之，动数变迟，膈内拒痛，胃中空

虚，客气动膈；短气烦躁，心中懊侬，阳气内陷，心下因硬，则为结胸，大陷胸汤主之。若不结胸，但头汗出，余处无汗，剂颈而还，小便不利，身必发黄也。原文

按：陷胸汤，非仲景原方，乃叔和伪撰。其脉动数变迟，热变为寒矣。阴气挟饮上攻，故膈内拒痛。胃中因误下而致空虚，客气乘虚而攻动其膈，正气受伤，则气短而烦躁。又[①]加心君为邪逼不安而生懊侬，阳虚气陷，阴独结聚，心下因硬，则为结胸。逐句推求，总为阳虚而阴凑也。然其所以皆因误下，岂可复用芒硝、大黄，一误而再误乎？断断无此理也。于是更进而求仲景原方，必重用参、芪、术、附、砂、半、姜、椒，温中补气，驱阴散结，乃有合乎理而中乎用，否则非法也。原文“大陷胸汤主之”，文意已毕，其下数句，无故加添，叔和无理之至。舒氏

大陷胸汤

大黄六两，去皮　**芒硝**一升　**甘遂**一钱匕

水七升，先煎大黄，取二升，去滓，纳芒硝，煮一二沸，纳甘遂末，温服一升，得快利，止后服。

伤寒六七日，结胸热实，脉沉而紧，心下痛，按之石硬者，大陷胸汤主之。原文

① 又：原作“有”，音近而讹，迳改。

"热实"二字，形容结胸之状。紧脉有浮沉之别，浮紧主伤寒无汗，沉紧主伤寒结胸，与中风之阳邪不同。喻氏

按：本论有脉浮者必结胸也，脉沉紧者必欲呕。此条脉沉紧，何以不呕？不浮何反结胸耶？且结胸高在心上，不在心下，通章不合仲景之法，是必叔和之误。舒氏

伤寒十余日，热结在里，复往来寒热者，与大柴胡汤。但结胸无大热者，此为水结在胸胁，但头微汗出者，大陷胸汤主之。原文

此言太阳不能从枢以外出，以致水逆于胸，而成结胸也。从枢外出，则有往来寒热之象；不能从枢以外出，则无形寒水之气，结为有形之水矣。张氏

按：热结在里，必大便秘结，舌苔干燥，渴欲饮冷也，而复往来寒热，大柴胡可用。若水饮结在胸胁者，乃胸中之阳不能宣布，邪饮乃得上入胸膈，脾中之阳不能转运，邪饮乃得旁流入胁，法当助阳补气，温中逐饮，大陷胸汤不可用也。舒氏

太阳病，重发汗而复下之，不大便五六日，舌上燥而渴，日晡所小有潮热，从心下至少腹硬满而痛不可近者，大陷胸汤主之。原文

《内经》"二阳为维"，谓阳明统维于胸腹之前也。胸膈为太阳出入之门户，心下至少腹，又阳明所纲维。

两经交相贯通，故病太阳兼有阳明潮热之证。张氏

此言津液内竭而为燥结之证。上文以气结而致水结，此因津液竭而致气结，以征水随气行、气随水转之义。张氏

此条平素津亏，胃气夙燥，证属太阳阳明，法当滋津除燥，略兼发表，使结去津回，乃得汗解。重发汗以夺其液，复下之不得法，徒伤其元，燥愈动，热愈结，从心下至少腹硬满而痛，合用大承气汤，重加生地以救津液，枳壳以开胸膈，桔梗通天气于地道，栀子屈曲下行以泻少腹之满，仍用桂枝分提太阳表邪。此一定之法也，叔和伪撰之陷胸汤，不中也。寒饮痞塞胸中，主用砂、蔻、姜、半以宣散之；实热结聚胸中，主用枳壳以攻开之。舒氏

小结胸病，正在心下，按之则痛，脉浮滑者，小陷胸汤主之。原文

太阳之气合心主之神，结于络脉之中，故正在心下。按而始痛，经脉络邪也。张氏

按：本论有云：脉浮滑者，必下血。此亦云脉浮滑，何也？此等皆叔和伪撰，何必曲为之解焉？舒氏

小陷胸汤

黄连一两　**半夏**半升　**瓜蒌实**大者一个

水六升，先煮瓜蒌，取三升，去滓，纳诸药，煮取二升，分温三服。

太阳病二三日，不能卧，但欲起，心下必结，脉微弱者，本有寒分也。反下之，若利止，必作结胸。未止者，四日复下之，此作协热利也。原文

此亦病发于阳，而反下之，因作结胸之义。张氏

不能卧，但欲起，何以知其心下必结？曰：脉微弱者，本有寒分也。喻氏为之解曰：本有寒饮积于心膈之分。虽解得好，究竟叔和撰句不通。夫以寒饮而致不能卧，乃支饮上撑，法当温中理脾，散逆逐饮，而反下之，以夺其阳而伤其中，则必痰壅气脱而死矣。苟一息尚存而利自止者，其间又有辨焉。盖阳回利止则生，阴尽利止则死也。安得有所谓“必作结胸”者哉？若利未止，阴尚未尽，则阳尚可回，何故复下之，重夺其阳而伤其中？此未有不死者也。而又曰“此作协热利”，协热利者，里寒协表热而利。条中里寒盖有之，表热未之见，岂因四日复下之，而表热凭空突出乎？藉[1]令有之，则当立法以温其里，而兼解其表，予无恨焉矣。乃竟毕其文，而不立其法，叔和真门外汉也。舒氏

太阳病，下之，其脉促，不结胸者，此为欲解也；脉浮者，必结胸也；脉紧者，必咽痛；脉弦者，必两胁拘急；脉细数者，头痛未止；脉沉紧者，必欲呕；脉沉滑者，协热利；脉浮滑者，必下血。原文

① 藉：表示假设，相当于“如果”。

脉促为阳邪上盛，可从表出；脉促而加以浮，邪气弥满于阳位，故“必结胸”。此句“浮”字下，应一“促”字，下三句“紧”、“弦”、“细”、“数”字上，均应冠以“浮”字，则后之读者不至眩惑。喻氏

张盖仙曰：本论有下后脉促，断为表未解，此条何又云欲解？且通篇单凭脉以决证，尤为纰缪。夫一脉主证多端，安知其不见他证乎？若舍望、闻、问三法以论证，茫无确据矣。先圣断不为此。

病在阳，应以汗解之，反以冷水潠之，若灌之，其热被却不得去，弥更益烦，肉上粟起，意欲饮水，反不渴者，服文蛤散。若不瘥者，与五苓散。寒实结胸，无热症者，与三物小陷胸汤，白散亦可服。原文

文蛤散

文蛤五两

为散，以沸汤和一钱匕服，汤用五合。

白散

桔梗三分　**巴豆**一分，去皮、心，熬黑，研如脂　**贝母**三分

上，三味，为散，纳巴豆，更于臼中杵之，以白饮和服，强人半钱匕，羸者减之。病在膈上必吐，在膈下必利。不利，进热粥一杯；利过不止，进冷粥一杯。身冷，皮粟不解，欲引衣自覆者，若水以潠之、洗之，益令热却不得出，当汗而不汗则烦。假令汗出已，腹中痛，与芍药三两，如上法。

太阳与少阳并病，头项强痛，或眩冒，时如结胸，心下痞硬者，当刺大椎第一间、肺俞、肝俞，慎不可发汗。发汗则谵语，脉弦，五六日谵语不止，当刺期门。 原文

大椎一穴，在第一椎上陷中，手足三阳、督脉之会，可刺入五分，留三呼，泻五吸。肺俞二穴在第三椎下两旁，相去一寸五分，中间脊骨一寸，连脊骨算，实两旁相去二寸，下仿此，足太阳脉气所发，可刺入三分，留七呼，得气即泻，肥人可刺入五分。肝俞二穴在第九椎下两旁，相去各一寸五分，宜照上折实。可刺入三分，留六呼。

喻氏曰：少阳之脉，络胸胁间，并入太阳之邪，则与结胸证似是而非，发汗则谵语，与合病“木盛克土”之意同；脉弦，亦即合病内“少阳胜而阳明负”之互词。

张盖仙曰：此条但有太阳证，而无少阳证，何为太少并病？眩冒一证，属少阴虚脱，非二阳之病也。时如结胸，心下痞硬，乃阴气协饮，凝结胸中，证属太阴，非太、少二阳分内事也。谓之并病，殊不可解，肺俞、肝俞尤不合理。夫太、少二阳并病，自应向太、少二阳求治法，乃舍之而反求诸无病之经，岂不诛伐无过哉？

妇人中风，发热恶风，经水适来，得之七八日，热除而脉迟身凉，胸胁下满如结胸状，谵语者，此为热入

血室也。当刺期门，随其实而泻之。原文

妇人中风七八日，续得寒热，发作有时，经水适断者，此为热入血室。其血必结，故使如疟状，发作有时，小柴胡汤主之。原文

张隐庵云："经水适断"四字，当在"七八日"句下。

妇人伤寒，发热，经水适来，昼日明了，暮则谵语，如见鬼状者，此为热入血室。无犯胃气及上二焦，必自愈。原文

舒驰远曰：以三条合而观之，总以表之解与未解分轻重。第一条血虽未结，而表证已罢，其证为重，非刺期门不可；第二条血虽未结，而表证尚在，其病较轻，只需小柴胡可以分解；第三条血既未结，表又未罢，是轻而又轻也，但无犯胃气及上二焦，必自愈。若其表已罢而血复结者，邪热尽归血室，外无向表之机，内无下行之势，是证之重而又重者，仲景虽未立法，不可置而不言，乃不揣谫陋[1]而拟一方。若表罢而血未结者，固可因势而利导之；其表已罢而血又结者，亦或者可冀侥幸于万一。

舒拟热入血室方：柴胡二钱，当归二钱，羚羊角三钱，青皮二钱，桃仁一钱，万年霜三钱，秋石穿山甲二

① 陋：原作"漏"，音近而讹，迳改。

钱，红花一钱，人参一钱。若舌干口臭，大便闭结，加大黄二钱。

其有遇中寒而经水适断者，是又寒入血室也。仲景虽未言及，然亦理之所有者也。予曾医一证，方用人参、白术、附子、肉桂、干姜、山楂、没药、穿山甲，数剂而愈。

若遇中寒而经水适来者，或经期已满者，俱不必顾虑其血，但宜温经散寒，此皆一定不易之法，附此以广后学之所识焉。舒氏

伤寒六七日，发热，微恶寒[1]**，支节疼痛，微呕，心下支结，外证未除者，柴胡桂枝汤主之。**原文

心下支结者，邪结于心下之偏旁也。发热，微恶寒，支节烦痛，微呕，邪尚在三阳之界，未入于里。喻氏

按：此证由其胃中留饮甚盛，偶受外感，饮即内动，溢出四肢而支节烦痛，时从上逆则为呕，旁流入胁则支结，宜用白术、茯苓、半夏、南星、砂仁、附子、草果、芫花、虎掌骨，温经散结，理脾逐饮；不宜解表者，里重于表也。盖里阳为表阳之主，表阳为里阳之卫，温里则阳回，兼可托表；误表则亡阳，遂为寒中。若柴胡桂枝，断不可用。舒氏

---

① 发热，微恶寒：原无，据《伤寒论》补。

柴胡桂枝汤

柴胡四两　**桂枝**　**黄芩**　**人参**各两半　**炙甘草**一两　**半夏**二合半　**芍药**一两半　**大枣**六枚　**生姜**一两半

水七升，煮取三升，温服。

伤寒五六日，已发汗而复下之，胸胁满微结，小便不利，渴而不呕，但头汗出，往来寒热，心烦者，此为未解也。柴胡桂枝干姜汤主之。原文

厥阴不从标本，从中见少阳之化，少阳、少阴并主神机枢转者也。张氏

按：已发汗而复下，虽两犯所禁，究无大变，不过微结，头汗出而已。至于胸胁满，小便不利，渴而不呕，往来寒热，心烦者，非汗、下后之变证，乃五六日前少阳之本证也；微结者，胸中阳不治，饮邪上逆也；头汗出，在上之阳不固也。法当回阳涤饮，开结散逆，条中并无太阳表证，何故用桂枝？盖胁胸满者，悬饮也。法宜草果、芫花，牡蛎咸寒非所宜也；渴而不呕，小便不利，乃为太阳腑证，宜兼五苓散，瓜蒌根非所宜也。此皆叔和伪撰。舒氏

柴胡桂枝干姜汤

柴胡半斤　**桂枝**三两　**干姜**二两　**瓜蒌根**四两　**黄芩**三两　**牡蛎**二两　**炙甘草**二两

水一斗二升，煮取六升，去滓，再煮取三升，日三服。初服微烦，复服，汗出便愈。

伤寒五六日，头汗出，微恶寒，手足冷，心下满，口不欲食，大便硬，脉细者，此为阳结，必有表复有里也。脉沉亦在里也，汗出为阳微。假令纯阴结，不得复有外证，悉入在里，此为半在里半在外也。脉虽沉紧，不得为少阴病。所以然者，阴不得有汗，今头汗出，故知非少阴也，可与小柴胡汤。设不了了者，得屎而解。原文

张盖仙曰：玩“头汗出”至“不欲食”及“汗出为阳微”、“脉细”、“脉沉紧”等语，酷似阳气衰微之候，并无三阳经证与腑证，何以云“必有表复有里也”？且又非少阳经、腑之证，何得妄与小柴胡也？“阳微结”、“纯阴结”、“阴不得有汗”、“得屎而解”等语，皆舛谬之极。叔和为此不通之文，何足为法？

伤寒五六日，呕而发热者，柴胡证悉具，而以他药下之，柴胡证仍在者，复与柴胡汤。此虽已下之，不为逆，必蒸蒸而振，却发热汗出而解。若心下满而硬痛者，此为结胸也，大陷胸汤主之；但满而不痛者，此为痞，柴胡不中与之，宜半夏泻心汤。原文

按：痞证诸条，皆由误汗、误下而来，实由心下无阳，故阴独痞塞，法宜助阳破阴，散逆涤饮，此乃一定之理也，岂可反用三黄以屏绝其阳而直杀之耶？泻心诸法，非仲景所立，必不可用。舒氏

半夏泻心汤

半夏半斤　**黄芩**　**干姜**　**炙甘草**　**人参**各三两　**黄连**一

两　大枣十二枚

水一斗，煮取六升，去滓，再煮去三升，温服一升，日三服。

太阳少阳并病，而反下之，成结胸，心下硬，下利不止，水浆不下，其人心烦。原文

结胸下利，上下交争，阳明居中，水浆不下，危候也。喻氏

张盖仙曰：下伤脾阳，一团阴气凝结胸间，则痞硬扰乱中心。

脉浮而紧，而复下之，紧反入里，则作痞。按之自濡，但气痞耳。原文

浮中见紧者，少阴之表证，入里则变沉紧矣。陈氏

太阳中风，下利，呕逆，表解者，乃可攻之。其人漐漐汗出，发作有时，头痛，心下痞，硬满，引胁下痛，干呕，短气，汗出，不恶寒者，此表解里未和也。十枣汤主之。原文。漐漐汗出，如小雨不辍貌。

按：头痛，表证也。然亦有在里者，如伤寒，不大便五六日，头痛，有热者，与承气汤。此节之汗出不恶寒而头痛，为表解，则凡遇风寒头痛之证，可审别矣。张氏

此证与结胸颇同，但邪结于胸，其位高，此在心下及胁，其位卑。然必表解乃可攻，汗出不恶寒，便是表解可攻之候。喻氏

按：此乃一团水饮，蟠踞胸胃，结连胁下，水势弥漫，下澼而为利；饮邪壅盛，上逆而为呕。斯水饮大肆，无论其表之解与未解，法当温中逐饮，回阳止泄，重用芪、术、干姜、附子、半夏、砂仁、草果、芫花，一定之理也。如十枣汤大伤元气，不可用也。舒氏

十枣汤

芫花熬　**甘遂**　**大戟**　**大枣**十枚

三味等分，为散，水一升半，先煮大枣，取八合，去枣，纳药末。肥人一钱匕，羸人半钱，温服之，平旦服。若下少病不除者，明日更服，加半钱，得快下利后，糜粥自养。

隐庵曰：观此，则凡攻痞硬者，虽有实证，须顾其脾胃之土气矣。

太阳病，医发汗，遂发热恶寒，因复下之，心下痞。表里俱虚，阴阳气并竭，无阳则阴独，复加烧针，因胸烦，面色青黄，肤瞤者，难治。今色微黄，手足温者，易愈。原文

心下痞与胸间结，虽有上下之分，究竟皆是阳气所治之位。观“无阳即阴独”一语，正见所以成痞之故，虽曰“阴阳气并竭”，实由心下无阳，故阴气独痞塞也。中风误下成结胸，伤寒误下成痞，证之常也。然而中风误下，间有痞证；伤寒误下，间有成结胸证，不可不知。喻氏

心下痞硬之证，无论由误下、不由误下，皆为阴气痞塞，当用术、附、姜、半、砂、蔻等药，扶阳散逆，温中逐饮，三黄断不可用。喻氏谓无阳阴独，不可草草读过，其所谓“手足温者易愈”，是教人当用扶阳御阴之法也，其说更不可草草读过。舒氏

病发于阴，下之成痞，须知太阳表虚，即为阴证。不必泥定少阴。张氏

心下痞，按之濡，其脉关上浮者，大黄黄连泻心汤主之。原文

张、陈均谓病属少阴君火之气，而为热痞之证。心下痞，而复恶寒汗出者，附子泻心汤主之。

阴虚上逆之证，当助阳御阴，健脾降逆，方用砂、半、姜、附、参、术之类，此一定之理。岂可更用三黄，以亟驱其阳，而立毙其生乎？舒氏

大黄黄连泻心汤

大黄二两　**黄连**一两

麻沸汤二升渍之，须臾绞去滓，分温再服。

附子泻心汤

大黄二两　**黄连**　**黄芩**各一两　**附子**一枚，别煮取汁

三味以麻沸汤二升渍之须臾，绞去滓，纳附子汁，分温再服。

舒氏曰：此方治上热下寒之证，确乎有理。三黄略浸，即绞去滓，但取轻清之气，以去上焦之热；附子煮

取浓汁，以治下焦之寒。是上用凉泻，下用温补，泻取轻而补取重。制度之妙，全在神明运用之中，阳热结于上，阴寒结于下，非此不可。若阴气上逆之痞证，不可用也。曾治一人，疟利交作，先大振寒时，心中烦热无状，口大渴，索饮冷水二三碗，复壮热，时倾囊呕出，又索冷饮，旋饮旋吐，心烦愈甚，腹中绞痛，下利脓血，日数十行，疾势危笃之至。予知此证下焦虚寒极甚，而上有错杂之阳，于是用附子、炮姜、人参、白术、半夏、草果大剂浓煎，另用黄连三分，浸取轻清之汁，搀入药内，一服而上热即除，大渴乃止。于是不用黄连，前药再投数剂而愈。此亦师附子泻心汤之制而变通之。

本以下之故，心下痞，与泻心汤，痞不解，其人渴而口中燥烦，小便不利者，五苓散主之。原文

此证早有腑邪，太阳腑证，非五苓散不解也。舒氏

伤寒，汗出解之后，胃中不和，心下痞硬，干噫食臭，胁下有水气，腹中雷鸣，下利者，生姜泻心汤主之。原文

汗出而胃中津液虚，胃气滞而脾失其转运，诸恙均由于此。胁下有水气者，游溢散精，必本乎枢胁也。张氏

按：此证乃病后太阳大虚，以致胸中之阳，不能宣布于上，则痰饮结聚而不下，痞硬；脾中之阳不能健运

于中，则饮食不化，其水气大肆，旁入胁并下走肠间，搏击有声；膀胱无阳，不能化气，则尽注大肠而为下利。法当亟驱其阴以回其阳，兼以理脾涤饮，利水止泄。否则恐无生理，芩、连必不可用。舒氏

生姜泻心汤

生姜四两　**炙甘草**二两　**人参**三两　**干姜**一两　**黄芩**三两　**半夏**半升　**黄连**一两　**大枣**十二枚

水一斗，煮取六升，去滓，再煮取二升，温服一升，日三服。

伤寒中风，医反下之，其人下利，日数十行，谷不化，腹中雷鸣，心下痞硬而满，干呕，心烦不得安。医见心下痞，谓病不尽，复下之，其痞益甚。此非热结，但以胃中虚，客气上逆，故使硬也。甘草泻心汤主之。原文

误下而致下利日数十行，完谷不化，脾胃亏损，虚寒之极，阴气攻冲则雷鸣；阴气搏饮则痞硬；阴气上逆则干呕；阴气扰乱，逼处心胸，故心烦不得安。其证固已垂危难治，何堪复下？未有不立死者也。舒氏

甘草泻心汤

甘草四两　**黄芩**三两　**干姜**三两　**半夏**半升　**大枣**十二枚　**黄连**一两

水一斗，煮取六升，去滓，再煎取三升，温服一升，日三服。

舒氏曰：此证虚寒已极，固当急投参、附以救其阳，曷可再用芩、连，立铲孤阳之根乎？

伤寒，服汤药，下利不止，心下痞硬，服泻心汤已，复以他药下之，利不止。医以理中与之，利益甚。理中者，理中焦，此利在下焦，赤石脂禹余粮汤主之。复不止者，当利其小便。原文

不当下而误下之，则里阳受伤，故利不止。且心下无阳，阴独痞塞，法宜温补中气，回阳止泻，散逆涤饮以开其痞。误服泻心汤，复误以他药下之，未有不死者也。服理中汤，其利益甚者，盖以得参、术、干姜，脾气有权，秽腐当去之意也。然当加重附、桂、芪、夏、砂、蔻，多服自愈。石脂、余粮，何中用乎？至利小便更不可，仲景必无此法。舒氏

赤石脂禹余粮汤

赤石脂一斤　**禹余粮**一斤

水六升，煮取二升，分三服。

伤寒吐下后，发汗虚烦，脉甚微，八九日心下痞硬，胁下痛，气上冲咽喉，眩冒，经脉动惕者，久而成痿。原文

汗、吐、下三法差误，阴阳并竭，变证蜂起。夫人身之筋脉，全赖元气与津液为充养，元气以动而渐消，津液以结而不布，上盛下虚，两足必先痿废。喻氏

《经》云：胸中之阳，法日之驭，离照当空，消除

阴曀[1]而宣布于上。脾中之阳，法天之健，消化饮食，传布津液而运行于内，手足之阳，为之役使，流走周身，固护腠理而捍卫于外。此三者丰亨有象，则阴邪不敢犯，而肾中真阳安享太宁，一身内外可以无虞。惟在外、在内、在中之阳衰微不振，阴气乃始有权。如此证，盖为吐伤胸中之阳，则阴邪乃得挟饮上逆而为眩冒、痞硬；下伤脾中之阳，则阴邪乃得挟饮而旁流入胁，故胁下痛。复因汗夺卫外之阳，则邪饮乃得溢出四肢，流入关节，阻滞经脉，营卫不行，所以久而成痿。然究竟总与津液无干，若谬用滋阴等药，则阳愈消而阴愈长，贻误可胜言哉？法当重用附子、人参，大补其阳以御其阴；术、苓、半夏、草果、南星、姜黄，醒脾崇土以逐饮；更加虎掌骨擅能搜豁之品，引导诸药以达四肢，而长驱直捣邪饮绾[2]结之处。然必合成丸药，多服方能有效。舒氏。虎前脚掌骨走手，后脚骨走足，左走左，右走右。

伤寒发汗，若吐，若下，解后，心下痞硬，噫气不除者，旋复花代赭石汤主之。原文

此亦伏饮为逆。因胃气亏损，故用法以养正而兼散邪。大意重在“噫气不除”上，既心下痞硬，复噫气不除，则胃气上逆，全不下行，有升无降，所谓“弦绝者

---

① 曀：阴天而有风，天色阴沉。

② 绾（wǎn）结：系结，打结。

其声嘶，土败者其声哕也”。用赭石领人参下行，以镇安其逆气，微加散邪涤饮，而痞自开耳。喻氏

旋复、代赭，俱伤中气，脾胃亏损，伏饮搏聚者，不可用也。予意当除旋复、代赭，而重加砂仁、白蔻、白术、茯苓，则合乎理。舒氏

旋复代赭石汤

旋复花三两　**人参**二两　**生姜**五两　**代赭石**一两　**大枣**十二枚　**炙甘草**三两　**半夏**半升

水一斗，煮取六升，去滓，再煎取三升，温服一升，日三服。

下后，不可更行桂枝汤。若汗出而喘，无大热者，可与麻黄杏子甘草石膏汤。原文

诸本皆疑错简，或疑传写之误。陈氏

太阳中风与太阳伤寒，一从桂枝，一从麻黄，分途异治。由中风误下而喘者，用厚朴、杏仁，加入桂枝汤中。观之则伤寒之误下而喘者，用石膏加入麻黄汤中，乃天造地设两不移易之定法。喻氏

下后桂枝汤未始不可行也。本论“太阳篇”中，“下后用桂枝汤”，凡已两见，此皆经常之法，无端创此而欲乱之，是何心哉？舒氏

太阳病，外证未除，而数下之，遂协热而利，利下不止，心下痞硬，表里不解者，桂枝人参汤主之。原文

误下则里虚，外热得乘之，变而为利不止者，里虚

不守也；心下痞硬，正虚邪实，终成滞碍，痞塞而坚满也。以表未除，故用桂枝以解之；以里适虚，故用理中以和之。此方即理中加桂枝而易其名，亦治虚痞下利之圣法也。喻氏

协热利者，是里寒协表热而利也。桂枝以解表热，合理中以温中驱寒，利自止，痞自开矣。再按："数"当作"速"，下早之意也，或作"频下"，非一下已误，何堪频频耶？舒氏

桂枝人参汤

桂枝四两　炙甘草四两　白术三两　人参三两　干姜三两

水九升，先煎四味，取五升，纳桂枝，更煮取三升，温服一升，日再服，夜一服。

汪讱庵曰：此方用理中加桂枝，不名"理中"而名"桂枝"者，重太阳之意也。

伤寒大下后，复发汗，心下痞，恶寒者，表未解也。不可攻痞，当先解表，表解乃可攻痞。解表宜桂枝汤，攻痞宜大黄黄连泻心汤。原文

汪苓友谓其重出。

萧克协曰：此由误下伤其里阳，复误汗，重伤表阳，以致心下痞。又恶寒，纯阴之象，何云"表未解也"？此时桂枝汤固不可用，如大黄、黄连尤其不通者也。

伤寒发热，汗出不解，心中痞硬，呕吐而下利者，

大柴胡汤主之。原文

修园注：此证宜用大柴胡汤之无大黄者。

此条并无太阳见证，不应收入“太阳篇”中。观其发汗、汗出不解，真阳外越也；心下痞硬，阴邪协饮，结聚胸中也；呕而下利者，阴邪上下奔迫也。病属太阴、少阴，治宜芪、术、姜、附、砂仁、芍药。大柴胡汤不可用，仲景必无此法。舒氏

病如桂枝证，头不痛，项不强，寸脉微浮，胸中痞硬，气上冲咽喉不得息者，此为胃有寒也。当吐之，宜瓜蒂散。原文

按：此条头不痛，项不强，即非太阳，何得云“病如桂枝”？盖胸中痞硬，气上冲咽喉不得息者，乃太阴留饮上入胸膈，名曰“支饮”，乃胸中阳衰不能宣布，邪饮乃得上僭，法宜大补胸中之阳，兼之散逆逐饮，而病自愈。岂可更用吐法，以大伤胸中之阳？仲景必不为此杀人之事也。舒氏

瓜蒂散

瓜蒂一分，熬黄　**赤小豆**一分

为散，取一钱匕，以香豉一合，用热汤七合，煮作稀糜，去滓，取汁和散，温顿服之。不吐者，少少加，得快吐乃止。诸亡血家，不可与瓜蒂散。

病胁下素有痞，连在脐旁，痛引少腹入阴筋者，此名脏结，死。原文

脐旁为天枢之位，脾气大虚，少腹阴筋为厥阴之部，结在少阴，只曰“难治不可攻”，以少阴之上有君火，犹可冀其生也；结在厥阴，两阴交尽，绝不见阳，必死无疑矣。陈氏

脏结之证，本气虚寒，外感皆从寒而不化热，所以表里俱无阳证。以意度之，当用四逆汤加半夏、草果、人参、茯苓、肉桂、鹿鞭之类。舒氏

伤寒病，若吐、若下后，七八日不解，热结在里，表里俱热，时时恶风，大渴，舌上干燥而烦，欲饮水数升者，白虎加人参汤主之。原文

白虎者，西方白虎七宿能化炎蒸而为清肃，故名之。邪之中人也，先于皮毛，次入于肌，次入于络。肺主皮毛，脾主肌，阳明主络。太阳之病在于皮毛，内合于肺，故麻黄所以利肺气；在于肌，即内合于脾，故桂枝汤、越婢汤所以助脾气；在于络，即内合阳明，故白虎汤所以清阳明之气。然均谓之太阳病者，以太阳为诸阳主气，皮毛肌络皆统属于太阳也。张氏

程郊倩曰：热结在表，则身发热，而时时恶风，以表气郁而不舒也；热结在里，则大渴引饮数升，舌干燥，白虎加人参汤涤热除烦，生津止渴。解去郁结，则中外肃清，无余义矣。

伤寒无大热，口燥渴，心烦，背微恶寒者，白虎加人参汤主之。原文

“背微恶寒”，即“表有寒”之谓也。里阳盛极，格阴于外，故见微恶寒也。白虎汤中，或加人参，或不加参，当视其元气何如耳。舒氏

伤寒，脉浮，发热无汗，其表不解者，不可与白虎汤；渴欲饮水，无表证者，白虎加人参汤主之。原文

申明白虎汤能解络热，不能解表热。陈氏

必恶寒、头疼、身痛之表证皆除，但热渴而求救于水者，方可与之。

太阳少阳并病，心下硬，头项强而眩者，当刺大椎、肺俞、肝俞，慎勿下之。原文

周镜园曰：此言太少并病，证在经脉，不在气化。病经脉者，当刺大椎，以通经隧之太阳；刺肺俞，以通都会之太阳；又刺肝俞，以通少阳之脉络。

张盖仙曰：此条但有太阳证而无少阳证，眩冒属少阴虚脱，非二阳病也；时如结胸，心下痞硬，乃阴气协饮，凝结胸中，证属太阴，非太少二阳分内事也。谓之并病，殊不可解。

太阳与少阳合病，自下利者，与黄芩汤；若呕者，黄芩加半夏生姜汤主之。原文。黄芩一名腐肠，能清肠胃之邪热而外达。

张盖仙曰：太少二阳并病，法当用桂枝、柴胡，兼下利与呕，再合理中，此至当不易之法也。黄芩汤渺不相涉，断不可用。

黄芩汤

黄芩二两　**炙甘草**二两　**芍药**二两　**大枣**十二枚

水一斗，煮取三升，温服一升，日再服，夜一服。若呕者，加半夏半升、生姜三两。

伤寒，胸中有热，胃中有邪气，腹中痛，欲呕者，黄连汤主之。原文

热邪中上，寒邪中下，阴阳两不相入，失其升降之常，用黄连汤以分理阴阳而和解之也。

徐忠可[①]曰：黄连合半夏，清热而降逆；干姜同桂枝，温胃而散寒；人参、甘草、大枣，为维持调和之主。

黄连汤

黄连　炙甘草　干姜　桂枝各三两　**人参**二两　**半夏**半升　**大枣**十二枚

水一斗，煮取六升，温服一升，日一、夜再服。

舒氏曰：伤寒门中之黄连汤，喻嘉言用治关格，有进而从阳、退而从阴少义，曰进退黄连汤。其法慢火久熬，令其和极，而后饮入胃中，听[②]胃气之升者，领桂

---

① 徐忠可：即徐彬，喻昌弟子。著有《徐忠可伤寒图论》，成书于清康熙六年（1667）。载《新定伤寒杂证十二经图》、《呼吸行气应脉随时历于脏腑图》、《脏腑本气五行所属与四季相应图》、《或问图说》、《伤寒杂证分主阴阳论》、《或问伤寒传足不传手之故》、《初病双行继复深入手三阳之故》、《内途外感阴阳或问》等七篇。另著有《原方发明》。

② 听：等待，等候。

枝从阳，使上焦之阳得交于胃，而呕自止，而能纳食；胃气之降者，领黄连从阴，使下焦之阴得交于胃，则关门开而使自行。此所谓“握枢转运”之法也。予曾偶一用之，虽有效而理不可解，是乃偶中，非经常之法，不敢再试。究竟无太阳表证者，不可用桂枝，且桂枝又为呕家所忌。既曰“胃气之升者、领桂枝从阳”，“胃气之降者、领黄连从阴”，然则进法当用桂枝，不当用黄连，其间皆黄连何也？观其进法内各味不用炮制，退法药皆炮制，亦不知是何讲究？俱不能强为之解，姑存疑以有待于高明焉。然又有寒饮阻隔之证，与关格不同。关格者火旺，其人声音亮，身轻恶热；寒饮阻隔者阳虚，其人恶寒体倦，少气懒言。所以然者，乃为留饮素盛，方其强壮之时，大便惯泄，此脾气未甚惫，尚能驱其饮从下出；若年至四五十，元气渐衰，胸中之阳不能宣布，寒饮乃得上入胸中，而渐成阻隔，饮食不下，呕吐不止，此为寒呕。脾阳不能转运，寒饮渐从上逆而不下降，则大便闭结，此为寒闭。法主姜附六君加缩砂、白蔻、草果之类，以散逆逐饮，兼服斩关丸以下痰开闭自愈。

附：喻嘉言进退黄连汤

进法：黄连　干姜　人参　半夏均钱半　桂枝一钱　甘草一钱

退法：黄连姜汁拌，炒，七分半　人参乳拌，蒸，钱半　半夏姜制，钱半　干姜炮，钱半　肉桂五分两方均加大枣二枚。

伤寒八九日，风湿相搏，身体疼烦，不能自转侧，不呕，不渴，脉浮虚而涩者，桂枝附子汤主之。若其人大便硬，小便自利者，去桂枝加白术汤主之。原文

桂枝附子汤，是从外驱邪之表剂；去桂枝加白术汤，是从内撤邪之里剂；下节甘草附子汤，是通行内外之表里剂。陈氏

按："大便硬"，"硬"字恐误，应是"大便溏"。若津干便硬，自不宜于白术之燥，惟便溏者宜之，况小便利，津未干也。谓白术滋大便之干，不敢从。舒氏

桂枝附子汤

桂枝四两　**附子**三枚　**生姜**三两　**甘草**二两，炙　**大枣**十二枚

水六升，煮取二升，去滓，分温三服。

桂枝去桂加白术汤

白术四两　**甘草**二两，炙　**附子**三枚　**大枣**十二枚　**生姜**三两

水七升，煮取三升，去滓，分温三服。初服，其人身如痹，半日许复服之，三服尽，其人如冒状，勿怪。此以附子、术并走皮肉，逐水气未得除，故使之尔，当加桂枝四两。此本一方二法也。

风湿相搏，骨节烦疼，掣痛不得屈伸，近之则痛剧，汗出气短，小便不利，恶风不欲去衣，或身微肿

者，甘草附子汤主之。原文

方中行曰：风淫则掣，湿淫则痛，近之痛剧汗出者，阳虚不能护卫于外也。气短者，汗出多而阳气伤也；恶风不欲去衣者，表疏卫阳不足也；小便不利，湿持其内也；身微肿，湿搏于外也。按："风湿相搏"两条，皆为阳虚不能御湿之候，治法当从溢饮之例，桂枝附子诸法，觉未尽善。舒氏

舒先生谓当从溢饮之例，切当明了之极，先获我心，但尚有掣痛不能屈伸，手不可近及微肿，各候相似，而为风湿痹于血络者，其候妇人尤多，是又不能泥以上各法，学者不可不知。弃叟

甘草附子汤

炙甘草二两　**附子**二枚　**白术**二两　**桂枝**四两

水六升，煮取三升，温服一升，日三服。得微汗则解。能食，汗止复烦者，服五合。

伤寒，脉浮滑，此表有热，里有寒，白虎汤主之。原文

以上八节，以风、寒、湿、热、燥、火之气，结通篇太阳之病，以见《伤寒》一论，六淫之邪兼备，非止风寒也。下三节以脉滑、结、代之脉象，结通篇太阳之脉，以见太阳总统诸经之气，而诸脉之死生亦俱备于太阳中也。张氏

白虎但能解热，不能解表，必恶寒、头疼、身痛之

表证皆除，但热渴而求救于水者，方可与之。喻氏

愚按："里有寒"句，当有讹误。如里有寒，白虎断不可用。此喻先生所以揭出必诸表证皆除方可用，试思表未除尚不可用，况里有寒乎？弃叟

白虎汤

知母六两　**石膏**一斤　**甘草**二两　**粳米**六合

水一斗，煮米熟汤成，温服一升，日三服。

伤寒，脉结代，心动悸，炙甘草汤主之。原文

血始于足少阴肾，生于足阳明胃，主于手少阴心。结者，阴气结而不止，无阳明合化也；代者，阳气下不至关也。张氏

陈师亮曰：代为难治之脉，而有治法者何？凡病，气血骤脱者可以骤复，若积久虚脱者不可复。久病，脏气日损，脉代乃五脏无气之候。伤寒暴病，代脉乃一时气乏，或尚可救，然而难矣。

按：伤寒脉结、代者，乃阳气不充，阴气窒塞，则脉不能接续，而为结、代也；心动悸者，胸中之阳不能宣布，脾中之阳不能传化，斯水饮乃得上犯。法宜芪、术以补上、中二焦之阳；砂、蔻、苓、半，宣畅胸膈，醒脾涤饮。岂可用桂枝以重伤其阳，阿胶、生地以滋阴津，而更助其水饮乎？此炙甘草汤无理之至。舒氏

炙甘草汤

炙甘草四两　**生姜**三两　**桂枝**三两　**人参**二两　**生地**一斤

阿胶二两 **麦冬**半升 **大枣**十二枚 **麻子仁**半升

清酒七升，水八升，煮取三升，去滓，纳胶烊消尽，温服一升，日三服。一名复脉汤。

脉按之来缓，而时一止复来者，名曰结；又脉来动而中止，更来小数，中有还者反动，名曰结，阴也；脉来动而中止，不能自还，因而复动者，名曰代，阴也。得此脉者，必难治。原文

结，止无常数；代，止有常数。结，阴盛；代，独阴无阳。

“平脉篇”曰：寸脉，下不至关为阳绝；尺脉，上不至关为阴绝。

曾氏曰：太阳、少阴，为先天阴阳水火之原，血气生死之本。结者，少阴之气结于下，此谓病脉；代者，太阳之气绝于上，故为难治。

按：《脉诀》云：脉缓而时一止为结，数而时一止为促。此言脉来动而中止，应是“促”，乃曰“结”，其中不能无误。止无定数，谓之有还；止有定数，谓之不能自还。舒氏

喻氏作四言以解结、代之义，曰：胃藏津液，水谷之海，内充脏腑，外灌形骸。津多脉盛，津少脉衰，津结病至，津竭祸来。脉见微弱，宜先建中，汗则津越，下则津空。津耗脉和，不可妄攻，小便渐减，大便自通。阳明内实，急下救焚，少缓须臾，津液无存。阳明

似实，少用调承，驱热存津，此法若神。肾中真阴，阳精所藏，胃中真阳，津液所胎。津枯精盛，洌泉可溉，津液衰薄，瓶罄[1]罍[2]哀。何谓结阴？无阳脉阖；何谓代阴？无阳脉夺。经揭无阳，津液所括，较彼亡阳，天地悬阔。

陈师亮曰：久病渐损于内，其脉代者，乃五脏无气之候。伤寒暴病，死生之机，在于反掌，其代脉乃一时气乏，亦有可救者。善哉斯言。予昔在甬时，守是郡者为同乡胡公。夏秋之交，自省返署，数日病作，恶寒发热，头痛，连日遍召郡中知名者诊视。时鄞令朱君，医道颇自负，日进署视疾，言脉见歇至，群议投生脉、复脉等方而未决。予素不谈医，非至交亦鲜知予者，然以乡谊不忍坐视，乃往问疾。诊其脉则两动一止，而来则洪大浮数；视其舌，灰白腻垢。问渴乎？曰：渴不欲饮，不更衣已数日。因问曰：公素系六阳脉乎？曰：昔在京城，曾有人言之。予曰：按《脉诀》，两动一止，危在旦夕。察公状似不至此，然《脉诀》：呼出，心肺主之；吸入，肝肾主之；呼吸之间，脾主之。今两动一止，是呼吸之间，脾所主之一至，不能自还也。舒氏有言：阳气不充，阴气窒塞，不能接续。此其是矣。公未

---

① 罄：器中空。

② 罍（léi）：古代一种盛酒的容器。小口，广肩，深腹，圈足，有盖，多用青铜或陶制成。

病前，曾纵啖生冷否？曰：趁江天回署之夕，舟中酷热，曾食冰忌廉，抵署后，连日饱啖西瓜。予曰：然则公病在是矣。生冷伤脾，未免因贪凉迎风，复有外感。医者以时令暑热，投香薷、银翘等不效，复进犀角地黄、至宝丹等，致脾阳既困于生冷，次伤于凉药，一团阴寒，滞于腹中，格阳于外，所以热不退，心烦闷，脉停至，再以生脉等滋阴，危矣。公曰：君盍为我立方？予曰：末议虽如此，然仅一知半解耳，无已姑投大温中汤以试之。乃用姜、附、砂、蔻、苓、半、椒、朴等药，因其头痛，必有表邪，加桂枝，均数钱。次日头痛止，代脉除。复进，即解下热退，数剂痊愈。识此以见先贤之高论，至当不易，学者当逐字逐句，悉心研究也。弃叟

《伤寒论汇注精华》卷二

辨阳明病脉证篇

问曰：病有太阳阳明，有正阳阳明，有少阳阳明，何谓也？答曰：太阳阳明者，脾约是也；正阳阳明者，胃家实是也；少阳阳明者，发汗，利小便，胃中燥烦实，大便难是也。原文

阳明之上，燥气主之。太阳之标热，合阳明之燥热，并于太阴脾土中，脾之津液为其所灼而穷约。燥气者，阳明之本，太过则无中见太阴之湿化，所以胃家实。少阳之上，相火主之。病在少阳，误发汗、利水，则水谷之津液耗竭，相火炽盛，则胃中燥。陈氏

沈尧封[①]曰：此阳明之提纲，后称"阳明证"三字，俱有"胃家实"在内。言以手按之，胃中实硬也。按之石硬即名实热，按之心下濡即名虚烦。

按：此三证，皆由胃家实可下之证也。舒氏

---

① 沈尧封：名又彭，清雍正、乾隆年间浙江嘉善名医。孝让敦行，少习举子业，儒而精医，著有《医经读》、《伤寒论读》、《女科读》（《女科辑要》）、《治杂病读》等传世。

阳明之为病，胃家实也。原文

重言以申明胃家实乃阳明之为病，非阳明之正气。张氏

问曰：何缘得阳明病？答曰：太阳病，若发汗，若下，若利小便，此亡津液，胃中干燥，因转属阳明。不更衣，内实，大便难者，此名阳明也。原文

此太阳病未解之邪热，因汗、下而转属阳明。张氏

以此辨阳明中风之里证，属正阳阳明，可下。喻氏

程郊倩曰：汗、下、利，皆为去邪而设，苟相当即病解。如其人胃素干燥，徒亡津液，太阳遂转属[1]阳明，谓之夺液成燥也。

问曰：阳明病外症云何？答曰：身热，汗自出，不恶寒，反恶热也。原文

以此辨阳明中风之外证，正兼太阳也。喻氏

问曰：病有得之一日，不发热而恶寒，何也？答曰：虽得之一日，恶寒将自罢，即自汗出而恶热也。原文

阳明属金，气微寒，邪初入故恶寒，及既入于肌肉之分，即从热化。陈氏

以此辨阳明伤寒之外证，兼太阳也。喻氏

得之一日恶寒者，太阳寒水之气在表也。张氏

---

① 转属：原作“属转”，据文义乙正。

问曰：恶寒何故自罢？答曰：阳明居中土也，万物所归，无所复转。始虽恶寒，二日自止，为阳明病也。原文

二日为阳明主气之期，邪有所归，故恶寒自止，此胃家实也。陈氏

以此辨阳明伤寒之里证，属正阳阳明可下。喻氏

本太阳病，初得病时发其汗，汗先出不彻，因转属阳明也。伤寒发热无汗，呕不能食，而反汗出濈濈然者，是转属阳明也。原文

此复申明太阳转属之证，除过汗亡津外，又有此汗出不彻，或不因发汗，二转属之候，合常变而并言之也。陈氏

此言阳明有内外转属之不同。发汗不彻，转属阳明之在外者也；反自汗出，转属阳明之在内者也。则知阳明之转属，有内外表里之异矣。张氏

按：伤寒发热无汗，太阳证也；呕不能食，太阴证也。俱能转属阳明者，六经皆有阳明之谓也。舒氏

伤寒三日，阳明脉大。原文

莫氏曰：一日在表，二日在肌，三日而交于阳明，故云。

六气之传，一日太阳，二日阳明。邪传阳明，便归中土，无所复传，故仍现脉大之阳明也。张氏

三日为少阳主气之期，病固宜乘其气而枢转外出。

今脉仍大，是不能从少阳之枢而解也。陈氏

正阳阳明，气血俱多，其脉必大。喻氏

伤寒，太阳脉浮，阳明脉大，少阳脉弦，乃三阳之主脉。三日脉仍大，则知不传少阳，而为正阳阳明矣。舒氏

伤寒，脉浮而缓，手足自温，是为系在太阴。太阴者，身当发黄，若小便自利者，不能发黄。至七八日，大便硬者，为阳明也。原文

阳明与太阴，正气相为表里，邪气亦交相维系。陈氏

脉浮而缓，本为表证，然无寒热外候，手足自温，是邪已去表入里。脉缓，邪在太阴，脾脉主缓也。大便硬，复转为阳明，内实可下。喻氏

伤寒转系阳明者，其人濈濈然汗出也。原文

系者，虚系也，如日月星辰之系于天，而天体居然不动也。张氏

汗不干之貌，发热无汗，呕不能食，皆伤寒之证。本无汗，何反汗不干？可见已转属正阳阳明矣。既汗出，热除呕止可知。喻氏

但据汗出濈濈，便谓转属阳明，恐不能无疑。必其人恶热不恶寒，腹满，按痛，谵语，诸证错见，方为有据，否则不足凭也。若热退身凉，饮食有味，岂非病自解之汗耶？舒氏

阳明中风，口苦，咽干，腹满，微喘，发热，恶寒，脉浮而紧。若下之，则腹满小便难也。原文

阳邪内入于太阴，故脉紧；外合太阳，故脉浮紧，是当外散其风邪。张氏

此条赅伤寒而言，俱太阳未除之候。腹满为热入阳明，然非大实大满，误下则外邪乘虚内陷矣。喻氏

阳明之邪，弥满本位，溢出太、少二经，仲景但戒以不可下，未言治法，予意可与桂枝、厚朴、杏仁、柴胡、黄芩，不识当否？舒氏

阳明病，若能食，名中风；不能食，名中寒。原文

风能鼓动阳明之气，寒能拒闭阳明之气，此特初病则然。陈氏

脾胃为仓廪之官也，胃合于脾，阳明又以胃气为本。张氏

风则伤卫，寒则伤荣，何仲景但以能食、不能食分风寒，不以荣卫分风寒耶？盖阳邪能消谷，阴邪不能消谷，较为有据。喻氏

张盖仙曰：病在阳明之经，主葛根；入里，主白虎；入腑，主承气。不必辨其为风、为寒也。乃不察此，而斤斤于能食、不能食，何为哉？仲景当不若此。

阳明病，若中寒，不能食，小便不利，手足濈濈然汗出，此欲作固瘕，必大便初硬后溏。所以然者，以胃中冷，水谷不别故也。原文

不得本气燥热之化，则谷不消。四肢为诸阳之本，胃阳虚，故津液外泄。陈氏

汗出者，土气外虚也。固瘕，大瘕泄也。寒邪内结，假气成形，而为久泄之病。“欲作”，乃“将成未成”之意。张氏

“若中寒”，“中”字，主平声，言阳明中见之气虚寒，故水谷不别。盖阳藉中见太阴之气化，而为胃消磨其水谷者也。张氏

初硬后溏，因成瘕泄。瘕泄即溏泄，久而不止，则曰“固瘕”。喻氏

阳明病，欲食，小便反不利，大便自调，其人骨节疼，翕翕如有热状，奄然发狂，汗出而解者，此水不胜谷气，与汗共并，脉紧则愈。原文

胃为阳土，风为阳邪，两阳相得，故初病欲食。少阴主骨节，不得少阴癸水以相合，故痛。“与汗共并”，即“战栗汗解”之义。陈氏

马氏曰：水不胜谷食，乃少阴肾水不胜阳明谷气。“汗出而解”，“戊癸合化”之意。上节论太阴，此节论少阴也。

此是胃气有权，能驱阳明之水与热共汗而并出也。脉紧，则胃强；若迟，则胃中虚冷，不能透而为汗。此胃强、能食、脉健之人，所以得病易愈也。喻氏

此证妙在“欲食”，可征胃气有权。骨节疼者，湿

邪阻滞经络也。舒氏

阳明病，欲解时，从申至戌上。原文

阳明旺于申酉。若胃家实之证，值旺时更见发狂谵语。陈氏

按：六篇欲解，各从六气旺时，则六气言正而不言邪，盖可见矣。张氏

凡病欲解时，必从其经气之旺，以正气得旺时，则能胜邪也。乃阳明之潮热，独作于申酉戌者，又以腑邪实盛，正不能胜，惟乘旺时而仅与一争耳。一从旺时而解，一从旺时而潮热，各有自然之理也。舒氏

阳明病，不能食，攻其热必哕。所以然者，胃中虚冷故也。以其人本虚，故攻其热必哕。原文

合下三节，首言胃腑虚，次言经脉虚，末言皮腠虚，故末结曰：此以久虚故也。张氏

高子曰："哕"，当作"呃"。《诗》云：銮声哕哕。谓呃之发声有序，如銮声之有节奏也。遍阅诸经，只有"哕"而无"呃"，凡言"哕"俱当作"呃"解。

程郊倩曰：平素本有虚寒，法以温里为本。凡病任有邪热，俱当标视之，阳明固然，他经亦可例矣。

攻热，谓寒下之药也。喻氏

阳明脉迟，食难用饱，饱则微烦，头眩，必小便难，此欲作谷疸。虽下之，腹满如故。所以然者，脉迟故也。原文

此节文同《要略》。《要略》曰：谷瘅之为病，寒热不食，食即头晕，心胸不安，久久发为谷瘅。张氏

《内经》：食气入胃，浊气归心，淫精于脉，脉气流经。可知自不厌其饱，不能散达经脉，只留滞于胃，浊气归心则烦；不能循经上下行，留滞于中，则欲作瘅。陈氏

按：此条为阴黄证，乃由脾胃夙有寒湿，茵陈四逆汤加神曲可用。舒氏

阳明病，法多汗，反无汗，其身如虫行皮中状者，此以久虚故也。原文

《内经》云：输经皮毛，毛脉合精，行气于腑。可知内而经脉，外而皮毛，皆禀气于胃，虚则无所禀矣。陈氏

程郊倩曰：卫阳既虚，不能透出肌表，故拂郁皮中。久虚，指胃言。实则为痛，虚则为痒。

胃热挟寒邪，郁于肌肤，不能透出，非谓当用补也。喻氏

阳明病，反无汗而小便利，二三日呕而咳，手足厥者，必苦头痛。若不咳，不呕，手足不厥者，头不痛。原文

“咳而呕”，《内经》所谓“邪中于膺、则下阳明”是也。手足厥者，胃阳虚寒，其气不能分布于四肢也。《内经》阳明之脉，循发际至头颅。阳明寒气牵正气上

逆，故头痛。陈氏

阳明之气，内合肺金，病气逆于胸膺，故咳逆。张氏

按：阳明病无汗，兼见咳、呕、厥，宜葛根合术、附、姜、半以治之。若为阳明腑证，则厥为阳厥，法以驱阳中仍兼散逆。舒氏

阳明病，但头眩，不恶寒，故能食而咳，其人必咽痛。若不咳，咽不痛。原文

程扶生①云：阴邪下利，故无汗而小便利；风邪上行，故不恶寒而头眩。寒则呕不能食，风则能食；寒则头痛，风则咽痛，是风寒入胃之辨。咳出于肺，当云喉咙，今胃热甚则咽痛，二者相连，气必相侵。

咽痛，病在阳明，咽接胃本也。夫阳明经脉，从大迎下人迎，循咽喉，入缺盆，循经合肺，故其人必咽痛。张氏

此胃热挟风邪而上攻之证。喻氏

不恶寒，表已解；能食，胃非虚寒，但以热邪挟饮

---

① 程扶生：即程知，清代医家。著有《医经理解》，成书于清顺治十年（1653）。综合作者研究《内经》之心得，列为《脏腑解》、《经络解》、《穴名解》、《骨部解》、《脉象解》、《脉理解》、《望色解》、《病名解》及《药名解》九类。卷首另有《脏腑总图》、《三焦图》、《心包络图》等11幅图解，对三焦、命门、手心主心包络等直抒己见。对《内经》脉象辨析较为详尽，论怪脉、真脏脉、奇经脉、运气脉、妇人脉及小儿脉等，条分缕析。其中，《病名解》论及《内经》27种病证，皆细辨其症因机理；《药名解》将《内经》诸药分别归入玉石、草、木、人、兽、虫鱼、果、米谷、菜等部，分上、中、下三品介绍。

为患耳。舒氏

阳明病，无汗，小便不利，心中懊憹者，身必发黄。原文

胃中湿热盛，必热从汗泄、湿由便渗。今俱不可得，内外锢闭，故懊憹。其发黄可必也。舒氏

阳明病，被火，额上微汗出，小便不利者，必发黄。原文

阳明病，湿停热郁，势必发黄。发黄与前谷疸本同一证，但彼脉迟，胃冷而得，则与固瘕及哕同源，而与此异派。喻氏

按：太阳邪风，被火热，两阳相熏灼，其身发黄。今阳明亦然。盖以津液被劫，无阴以化之也。舒氏

阳明病，脉浮紧者，必潮热发作有时，但浮者，必盗汗出。原文

阳明脉之浮紧，即太阳寒伤营之脉也；但浮，即太阳风伤卫之脉也。但传至阳明，仲景不欲以营卫辨证，而姑变其文耳。喻氏

按：此条，据脉不足凭也。况脉浮紧与潮热，及但浮与出汗，皆非的对必有之证。若阳明病，潮热发作有时者，当察其表之解与未解、胃之实与不实，而治法即出其间。若盗汗者，又当视其元气之虚否？里热之盛否？更辨其兼证，庶几法有可凭，否则非法也。舒氏

阳明病，口燥，但欲漱水不欲咽者，此必衄。原文

阳明之脉，起于鼻，交额中，还出挟口。热在经不在胃，故欲漱不欲咽。不渴也，不涉火热之气化，故不渴。集张、陈

张盖仙曰：阳明病，在经则口不燥，入里则大渴饮冷，不只漱水而已。但漱不欲咽，当是里阳衰乏，不能熏腾津液之故。此属少阴，奈何指为阳明病乎？

里阳衰乏，不能熏腾津液之论极是。曾数见有时时呼渴、时时索饮，但仅一口便止者，投以温热反效，可知非阳明证。弃叟

阳明病，本自汗出，医更重发汗，病已瘥，尚微烦不了了者，此大便必硬故也。以亡其津液，胃中干燥，故令大便硬。当问其小便日几行，若本小便日三四行，今日再行，故知大便不久出。今为小便数少，以津液当还入胃中，故知不久必大便也。原文

大便硬，也有不必下者，学者不可不知。陈氏

程郊倩曰：此由胃气失润，宜俟津液之复还。

伤寒呕多，虽有阳明证，不可攻之。原文

阳明有胃气，有悍气，有燥气。胃气者，柔和之气也；悍气者，慓悍滑利，别走阳明者也；燥气者，燥金之气也。病在胃气者不可攻，病在燥气而胃气虚者，亦不可攻。陈氏

呕属太阳未除，纵有阳明诸证，也不可下。喻氏

呕多者，胃气虚寒之征，且其气逆而不降，不可攻

之。舒氏

阳明病，心下硬满者，不可攻之。攻之，利遂不止者死，利止者愈。原文

在心下未及腹，只硬满不痛，此阳明水谷空虚，胃无所仰。陈氏

薛步云曰：心下为阳明之膈，膈实者，腹必虚。气从虚闭，是阳明假实证。攻之，是为重虚。

心下硬满，邪聚阳明之膈，正兼太阳也，故不可攻。喻氏

阳明病，面合赤色，不可攻之。攻之，必发热，色黄，小便不利也。原文

《内经》云：三焦膀胱者，腠理毫毛其应。以三焦主腠理，膀胱主皮毛。今郁热在表，三焦失其决渎，膀胱失其气化之职矣。陈氏

发热色黄，小便不利者，或可用茵陈蒿汤之类攻之也。舒氏

阳明病，不吐，不下，心烦者，可与调胃承气汤。原文

不吐，不下，胃气不虚。胃络上通于心，阳明之燥火，与少阴之君火相合，可与和之。陈氏

心烦一证，阴阳互关，宜加细察而后用药，调胃承气不可轻试。舒氏

阳明病，脉迟，虽汗出，不恶寒者，其身必重，短

气腹满而喘，有潮热，此外欲解，可攻里也。手足濈濈然而汗出者，此大便已硬也，大承气汤主之。若汗多，微发热，恶寒者，外未解也。其热不潮，未可与承气汤。若腹大满不通者，可与小承气汤，微和胃气，勿令大泻下。原文

武陵陈氏云：寒极生热，热极生寒，物穷则变，未有亢极而不变者。邪热入胃，津液耗，真阴虚。阳盛阴虚，汗之则死，下之则愈。急以苦寒胜热之剂，救将绝之阴，泻亢盛之阳。此“亢则害、承乃制”之义也。

脉迟，病阳明而内干太阴之气化也。张氏

汗出为阳热内蒸；必不恶寒者，为表证已罢；邪入里阴，则身重；邪结于中，碍呼吸而短气，腹满，难以下通，则上逆而喘；热邪尽归于胃，则潮热；胃主四肢，故手足汗出。陈氏

申、酉、戌间独热，余时不热，为潮热。

短气，腹满，喘逆，潮热，乃外邪欲解，里邪搏聚。虽脉迟，身重，亦可攻里。舒氏

大承气汤

大黄四两，酒洗　**厚朴**半斤，炙　**枳实**五枚，炙　**芒硝**三合

水一斗，先煮朴、实，取五升，去滓，纳大黄，煮取二升，去滓，纳芒硝，更上火微一两沸，分温再服，得下，余勿服。

小承气汤

大黄四两　**厚朴**二两，炙　**枳实**三枚，炙

水四升，煮取一升二合，去滓，分温二服。初服，当更衣，不尔者，尽服之。若更衣，勿服。

阳明病，潮热，大便微硬者，可与大承气汤。不硬者，不可与之。若不大便六七日，恐有燥粪[①]，欲知之法，少与小承气汤，汤入腹中，转失[②]气者，此有燥粪，乃可攻之；若不转失气者，此但初头硬，后必溏，不可攻之，攻之必胀满不能食也。欲饮水者，与水则哕。其后发热者，必大便复硬而少也，以小承气汤和之。不转失气者，慎不可攻也。原文

大承气行硬，小承气行燥粪。

胃合海水，无病，人亦日日有潮，但不觉热耳。

《内经》谓“热气在上，水气承之”，芒硝所以承在上之热。用大黄，不用芒硝，是犹鸟自高飞，而张罗于下也。张氏

腹中之气，得药不为转动，则属虚寒，所以误攻而证变胀满，不能食及哕也。喻氏

“失气”二字当有误，“矢”字误写出头耳。盖“矢”与“屎”同，屁乃矢之气也。且“失”字之上，

---

① 粪：《伤寒论》作“屎”，义同。

② 失：本节“失”字，《伤寒论》作“矢”，因下文引舒昭注释时对此字曾作纠正，故未改。

无“转”字之理。转乃转运也，以其气由转运而出也。若果“失”，何“转”之有。再按：此条原文，止在“攻之必胀满，不能食也”。文气已毕，其下数句，平空插入，亦皆后人之误。舒氏

夫实则谵语，虚则郑声。郑声者，重语也。直视，谵语，喘满者死，下利者亦死。原文

李肇夫曰：“重”字读平声，当是絮絮叨叨，说了又说；细语呢喃，说了又说。

此条读者当会意，谓谵语之人，直视者死，喘满者死，下利者死，其义始明。盖谵语，心火亢极也，加以直视，则肾水垂绝，火愈无制；喘满，则邪聚阳位而上争，正不胜而气上脱；下利则邪聚阴位，正不胜而气下脱，故皆主死也。喻氏

按：直视一证，亦有阴阳之分。若胃实，外见口臭、恶热等证，为火亢水亏，肾水垂绝之征，法当夺土以救水。其少阴中寒，真阳埋没而直视者，津液不上腾而营于目，外见身重、恶寒等证，此则不患水绝，而患亡阳，法当补火殖土，以回其阳。舒氏

发汗多，若重发汗者，亡其阳，谵语，脉短者死；脉自和者不死。原文

汗为心液，为阴。阴虚于内，则心主之阳无所附，而亡于外，心液亡，心气绝也。陈氏

表阳外亡，心气内乱，谵语以此。张氏

脉短则阴阳不附，脉和则阴阳未离，生死全从此辨。喻氏

按："亡其阳"，"阳"字恐误，应是"阴"字。何也？应在少阴，汗多则亡阳；病在阳明，汗多则亡阴。盖阳明病，皆阳旺胃实之证，但能亡阴，不得亡阳。而亡阳之说，亦有不尽然者。阳虚者，汗多则亡阳；其阳盛者，汗多则亡阴。阳明热越之证，胃中津液，随汗而尽越于外，法当急除其热，以救津液，少缓则阴亡，可见汗多亦亡阴。至于"下多亡阴"之说，更不然，其"正阳阳明"诸条，急下之法，皆为救阴，失下则阴亡。若三阴里寒诸证，误下则阳根立铲而死，安得谓之亡阴？均于理大谬，兹并辨之。舒氏

伤寒，若吐下后不解，不大便五六日至十余日，日晡所发潮热，不恶寒，独语如见鬼状。若剧者，发则不识人，循衣摸床，惕而不安，微喘直视，脉弦者生，涩者死。微者，但发热谵语者，大承气汤主之。若一服利，止后服。原文

柯氏云：吐、下后不解，病有微剧之分。微者是邪实，当以下解；剧者邪正交争，当以脉断其生死。弦者是气实，不失为下证，故生；涩者是正气虚，不可更下，故死。

观后段微者主大承气汤，则前段之剧者，亦无非阳亢阴尽之象。仲景未言治法，然驱阳救阴，亦不出大承

气之外，特以势急，而制亦宜加重，宜见几于早，否则驯至脉涩，虽神丹亦无能为矣。舒氏

阳明病，其人多汗，以津液外出，胃中燥，大便必硬，硬则谵语，小承气汤主之。若一服谵语止，莫更再服[1]。原文

阳明病，谵语，发潮热，脉滑而疾者，小承气汤主之。因与承气汤一升，腹中转失气者，更服一升；若不转失气，勿更与之。明日不大便，脉反微涩者，里虚也，为难治，不可更与承气汤也。原文

柯氏云：势不得不通者，可与蜜导；虚甚者，与四逆汤。阴得阳则解矣。

更莫复服及与一升，又云勿更与之，其戒慎如此，承气之不可轻与如此。节张

谵语，潮热，阳明腑证审矣。再验其舌苔干燥，恶热喜冷，则径投大承气汤，急下可也，又何必小承气试之又试，何为哉？若脉反微涩者，则微为阳虚，涩为液竭，方中宜加参、附以助阳气，归、地以助阴精。此又法中之法也，吾常用之而有验。舒氏

阳明病，谵语，有潮热，反不能食者，胃中必有燥屎五六枚也。若能食者，但硬耳。宜大承气汤下之。原文

---

① 莫更再服：《伤寒论》作“更莫复服”，义相通。

病在阳明则谵语，内合太阴则潮热。上节乃胃气清，而太阴之潮热可愈，故主小承气汤。此节乃脾热去，而阳明之便硬自除，故主大承气汤。张氏

姚氏曰：能食、不能食者，假此以喻胃家之虚实耳。使果能进食，其病当愈，又何庸大承气乎？

《内经》云：胃实则肠虚，肠实则胃虚。盖胃主纳谷，有燥屎，是胃满则不能容谷纳食。肠主变化，肠满则难于变化，故硬。陈氏

俱宜大承气汤，已结者，开其结；未结者，涤其热耳。喻氏

阳明病，下血，谵语者，此为热入血室。但头汗出者，刺期门，随其实而泄之，濈然汗出而愈。原文

冲、任二脉为血室，皆起于胞中，与阳明合。血室男女皆有，男络口而为髭须，女月事以时下。血下夺则无汗，热上扰则汗蒸。肝统诸经之血，故刺期门以泻之。陈氏

按：下血者，乃大肠之血，与血室无干，何为热入血室？但头汗出者，又与热入血室无干。其太阳蓄血者，其人如狂，即谵语之类也。然血自下，下者愈，不当刺期门，且下血、谵语，二证不得相兼。若胃实谵语者，大便闭结，不得下血；蓄血谵语者，血自下，下者愈，谵语必自止。若为脾胃气虚，不能传布之血，下趋大便，兼之魄汗出而下利，气虚阳脱，细语呢喃，法当

温经止泻，以固其脱，亦不得妄刺期门，于法总不合也。吾不能曲为之解。舒氏

汗出，谵语者，以有燥屎在胃中，此为风也。须下之，过经乃可下之。下之若早，语言必乱，以表虚里实故也。下之则愈，宜大承气汤。原文

汗出谵语，以有燥粪在胃中，韪矣。此为风也，何所见也？又云“下之若早，语言必乱”，然则谵语非乱乎？既以下之早而致乱，则不宜再下定矣，又何云“下之则愈”？通篇不合理，是必后人之伪。舒氏

伤寒四五日，脉沉而喘满，沉为在里，而反发其汗，津液越出，大便为难，表虚里实，久则谵语。原文

按：脉沉而喘满，则知为阳明宿燥阻滞，浊气上干而然也，故曰“沉为在里”；而反发其汗，则津[1]越便难而成实矣，至久则谵语者，自宜大承气汤。此因夺液而成燥者，原非大热入胃者比，故仲景不出方，尚有微甚之斟酌。舒氏

三阳合病，腹满身重，难以转侧，口不仁而面垢，谵语，遗尿，发汗则谵语，下之则额上生汗，手足逆。若自汗出者，白虎汤主之。原文

《经》云：少阳是动，病不能转侧，浊气出于胃，走唇舌而为味。此言三阳合病于太阴，不宜汗、下，宜

---

① 津：原作“精”，据《伤寒集注》改。

从里阴而发越于外也。

张盖仙曰：人身阳盛则轻矫，阴盛则重着。身重难于转侧，乃少阴寒盛也；遗尿者，肾气不固也；面垢者，邪阳经络；面色暗滞，阴病、阳病皆得有之，然亦无关辨证之必要。若口不仁之说，糊涂之极。夫三阳合病，不曰口渴、口苦，而曰口不仁，知其何所指也？细玩全文，仅有腹满、谵语二证，可称阳明胃实，其余诸证，皆非三阳所有。叔和混指三阳合病而主白虎汤，抑何谬耶？

二阳并病，太阳证罢，但发潮热，手足漐漐汗出，大便难而谵语者，下之则愈，宜大承气汤。原文

此言阳明邪热，内入太阴，而下之则愈也。张氏

此所谓并吞也。太阳罢尽，乃为阳明并吞而成胃实，亟从下夺，无议矣。舒氏

阳明病，脉浮而紧，咽燥，口苦，腹满而喘，发热汗出，不恶寒，反恶热，身重。若误发汗则躁，心愦愦，反谵语；若加烧[①]针，必怵惕，烦躁不得眠；若下之，则胃中空虚，客气动膈，心中懊侬，舌上苔者，宜栀子豉汤主之。原文

此言阳明太阴合病于内外，不宜更伤少阴水火之神也。张氏

① 烧：原作“温”，据《伤寒论》改。

阳明病脉，在表则浮，涉于里则紧。咽连胃脘，脾开窍于口。阳明太阴，表里邪气相侵，故咽燥口苦。肺主天，脾主地，气不升降，故腹满而喘。陈氏

条内“身重”二字有误。三阳实热，法当身轻，必无身重之理。舒氏

若渴欲饮水，口干舌燥者，白虎加人参汤主之。原文

若脉浮，发热，渴欲饮水，小便不利者，猪苓汤主之。原文

阳明累及太阴，脾气不能散精归肺、通调下输所致也。陈氏

以上三节，证兼三阳，而阳明为多。主栀子豉汤，从其高而越之也；主白虎汤，从其中而彻之也；主猪苓汤，从其下而分解之也。舒氏

猪苓汤

猪苓　茯苓　阿胶　滑石　泽泻各一两

水四升，先煮四味，取二升，去滓，纳阿胶烊消。温服七合，日三服。

阳明病，汗出多而渴者，不可与猪苓汤。以汗多胃中燥，猪苓汤复利其小便故也。原文

太阳证中，有用五苓散两解表里之法，而太阳入阳明证中，复有猪苓汤导热滋干之法。盖阳明主津液者也，津液少则渴，热邪传入耗其津液，加以汗多夺之于

外，安得复利其小便夺之于下乎？故示戒也。喻氏

脉浮而迟，表热里寒，下利清谷者，四逆汤主之。原文

阳明中有寒冷、燥热之分。阳明戊土，不能下合少阴癸水而独主乎外，则表热；癸水不能上合戊土而独主乎中，则里寒；戊癸不合，而下焦生阳之气不升，则下利。陈氏

四逆汤，启少阴之生阳，助阳明之土气。张氏

若胃中虚冷，不能食者，饮水则哕。原文

戊癸不能合化，胃气虚寒，土虚不纳，而为败呃。张氏

土虚亦本火虚，虚极则寒，失其消谷之用。陈氏

表热里寒，法当先救其里。喻氏

按：此条虚寒之证，法当温补兼行，方中宜加参、苓、芪、术，单用四逆，于法尚欠。舒氏

脉浮，发热，口干，鼻燥，能食者，则衄。原文

此经脉之里热也。胃气和能食，故经脉充溢而为衄。张氏

照上各证，阳明热邪炽矣。能食为风邪，风性上行故衄。喻氏

按：热病得衄则解，能食者，胃气强邪自解。太阳发衄者，曰“衄乃解”，曰“自衄者愈”。以火劫自变者，亦云“邪从衄解”，即以阴邪激动营血者，尚有四

逆汤可救。乃俗有“红衣伤寒不可治之说”，何其陋也！大抵俗医见衄，概以寒凉，冰凝生变，酿成不治，故创此名色，以欺人而逃责乎。舒氏

阳明病下之，其外有热，手足温，不结胸，心中懊侬，饥不能食，但头汗出者，栀子豉汤主之。原文

阳明主阖，贵得枢机之转以出，栀子豉汤能开阳明之阖。

按：此证下伤脾胃，故心懊侬；饥不能食，头汗出者，阳虚也。法宜理脾开胃，兼以扶阳，栀子豉汤不可用也。舒氏

喻氏曰：此湿热上攻之证。愚按：心中懊侬，饥不能食，下伤里而胃气被苦寒所困也。外有热，手足温，头汗出，表邪未尽也；不结胸，病邪原不甚重耳。弃叟

阳明病，发潮热，大便溏，小便自可，胸胁满不去者，小柴胡汤主之。原文

按：阳明病，大便溏者，胃中虚冷也；潮热者，虚阳浮越于外，非胃实也；兼见胸胁满者，胃中留饮，旁流入胁也。虽属少阳阳明，不宜解表，当用参、术、姜、半、砂仁、草果之类，理中逐饮，小柴胡汤不合也。舒氏

按：此条各家所注，无非就原文解说，毫无精义可取。舒氏所见极是。愚意小柴胡未尝不可用，但大便溏、小便自可，黄芩断不可用，当去黄芩，易以炒白

术、砂仁，重加姜、枣为合。弃叟

阳明病，胁下硬满，不大便而呕，舌上白苔者，可与小柴胡汤。上焦得通，津液得下，胃气因和，身濈濈然而汗出解也。原文

风寒之邪，协津液而上聚于膈中，为喘，为呕，为水逆，为结胸，十常六七是风寒不解，则津液必不得下，和之于中，而上焦反通。至于杂病，如痰火、哮喘、咳嗽、瘰疬等证，又皆火势熏蒸，日久顽痰胶结经隧，火不熄，津液必不能下灌灵根，而精华尽化为败浊耳。夫人之得以长享者，推赖后天水谷之气，生其津液。津液结则病，津液枯则死矣。喻氏

按：阳明病不大便，其胃实矣，兼见胁下硬满，舌上白苔而呕。此盖胃中留饮，旁流入胁而硬满，上逆而呕，郁蒸而结苔，法当用参、术、砂、半补中涤饮，草果以破胁下悬饮，合小承气微荡其实乃合法，小柴胡汤不中也。舒氏

愚按：此证为胃中留饮结实无疑，但此等胃实为阴邪，非阳邪，小承气似可不[①]必。盖饮结于上，津不下濡，上湿下燥，故不大便。一经温中化饮，水津下行，燥湿得调，大便自行。温中破饮方中宜加淡茯苓，以引湿下行，甚效，曾屡用均验。凡舌上白苔，寒湿之见

① 不：原作“小”，形近而误，迳改。

象，大黄究不可用。弃叟

阳明中风，脉弦浮而短气，腹都满，胁下[1]及心痛，久按之气不通，鼻干，不得汗，嗜卧，一身及面目悉黄，小便难，有潮热，时时哕，耳前后肿，刺之少瘥，外不解，病过十余日，脉续浮者，与小柴胡汤。脉但浮，无余证者，与麻黄汤。若不尿，腹满加哕者，不治。原文

阳明中风，脉得少阳之弦、太阳之浮、阳明之大，此阳明而见三阳之脉象。短气者，三阳之气逆于中土，而上下内外枢机不利；腹满者，内于太阴也；胁下及心痛者，内干厥阴、少阴也；久按气不通者，三阳之气并逆于地中也；鼻干、不得汗，风中阳明，入于里阴也；嗜卧者，阳气留阴不得出也；身面悉黄者，土气病于内，而色外见也；小便难、有潮热者，太阴脾土不和于内外也；时时哕者，少阴神机不和于上下也；耳前后肿者，厥阴之气合病于少阳也；刺之小瘥，得少阳之枢转也；脉但浮、无余症，此三阳合并于太阳而从开，故可与麻黄汤开发之也。若不尿、腹满，乃五运之气逆于中土；加哕，生阳之气脱于下。《经》云：升降息则气立孤危，出入废则神机化灭矣。张氏

燕氏曰：六气以太阳、少阴为主，而太、少之气，

① 下：原无，据《伤寒论》补。

又标本相合。

张氏曰：耳前后肿，即伤寒中风之发颐证。阴阳并逆者死，气机旋转者生。

米氏曰：此与“太阳篇”中“十日以去，胸满胁痛者与小柴胡汤”，“脉但浮者与麻黄汤”，同一义也。

此证为阳明第一重证，太阳未罢而少阳兼见，是阳明所主之位，前后皆邪，而本经之弥满流连，更不待言矣。喻氏

阳明病，自汗出，若发汗，小便自利者，此为津液内竭，虽硬不可攻之，须当自欲大便，宜蜜煎[①]导而通之。若土瓜根及与大猪胆汁，皆可为导。原文

按：津液内竭而成硬者，非不可攻，正不必攻也。以未见实满证，不过便硬而已也。舒氏

蜜煎导方

蜜七合

纳铜器中，微火煎之，稍凝似饴状，搅之勿令焦着，欲可丸，并手捻作挺，令头锐，大如指，长二寸许，当热时急捻，冷则硬，以纳谷道中，以手急抱，欲大便时乃去之。一法搀皂角末少许，加盐少许，亦可。

猪胆汁方

大猪胆一枚，泄汁，和醋少许，以灌谷道中，如一

① 煎：原无，据《伤寒论》补。

食顷，当大便出。津枯者，宜蜜；热盛者，宜胆。如冷秘者，削酱姜亦能导之。

阳明病，脉迟，汗出多，微恶寒者，表未解也。可发汗，宜桂枝汤。原文

阳明以肌腠为表，肌腠实则肤表虚，故汗多。陈氏

阳明病，纵有太阳证未除，法宜葛根、桂、麻并用，岂可专治太阳而遗阳明耶？舒氏

阳明病，脉浮，无汗而喘者，发汗则愈，宜麻黄汤。原文

按：以上两条，但言阳明病，未絜阳明证，又未见阳明主方，此为阙文也。是又必鼻塞，前额连眼眶胀痛，发热不恶寒，方为阳明经证。不然，何所据耶？且阳明之主方亦未之见。若“合病篇”中之葛根汤，乃与桂、麻合用，治太阳阳明两经之方，非专主阳明之方，今皆无迹可寻，可慨也夫。舒氏

阳明病，发热汗出，此为热越，不能发黄也。但头汗出，身无汗，剂颈而还，小便不利，渴引水浆者，此为瘀热在里，身必发黄，茵陈蒿汤主之。原文

此节乃阳明合太阳而郁于中土，故发黄；下节乃阳明合太阳而热入胞中，故下血。张氏

汪讱庵曰：热外越而表不郁，湿下渗而里不停。今小便不利，身又无汗，故郁而为黄。

阳明为燥热之经，总统气血。陈氏

茵陈蒿汤

茵陈六两　**栀子**十四枚　**大黄**二两

水一斗，煮茵陈，减六升，纳二味，煮取三升，去滓，分温三服。小便当利，尿如皂角汁状，色正赤，一宿腹减，黄从小便去也。

阳明病，其人喜忘者，必有蓄血。所以然者，本有久瘀之血，故令喜忘，屎虽硬，大便反易，其色必黑，宜抵当汤主之。原文

《内经》云：上气不足，下气有余，久之不以时上，则善忘。阳明主燥，血又主濡，故屎虽硬，大便反易。辨太阳蓄血证，必验其小便利；辨阳明蓄血证，必验其大便易。亦各从其腑而言。陈氏

太阳经热结膀胱之证，轻者如狂，血自下，但用桃仁、桂枝加入承气汤；重者发狂，血不下，须抵当汤。此条证轻于如狂，而用药反循发狂之例，何耶？盖阳明多血，宜于峻攻也。但“太阳”云抵当汤主之，则确乎不易；此云宜抵当汤，则有含蓄意，在于临时之酌量矣。喻氏

阳明病，下之，心中懊侬而烦，胃中有燥屎者，可攻。腹微满，初头硬，后必溏，不可攻。若有燥屎者，宜承气汤。原文

宾有曰：少腹按之软而不拒按者，无燥屎也；小腹硬而拒按者，有燥屎也。此辨证之捷诀。

下之心中懊憹而烦，乃热重药轻，当再攻之，使协济前药，亟驱邪热也。喻氏

病人不大便五六日，绕脐痛，烦躁，发作有时者，此有燥屎，故不大便也。原文

病人烦热，汗出[①]则解，又如疟状，日晡所发潮热者，属阳明也。脉实者，宜下之；脉浮虚者，宜发汗。下之，与大承气汤；发汗，宜桂枝汤。原文

凭脉之虚实，以辨表里，以施汗下，不必以日晡所发潮热而概认为里实。陈氏

大下后，六七日不大便，烦不解，腹满者，此有燥屎也。所以然者，本有宿食故也，宜大承气汤。原文

此证着眼在六七日不大便，则六七日所食之物，又为宿食。陈氏

且有三阴寒证，胃中隐匿宿燥，温散之后，而传实者，乃为转属阳明也。所言"宿食"者，即"胃家实"之互词，乃正阳明之根因也。舒氏

病人小便不利，大便乍难乍易，时有微热，喘冒不能卧者，有燥屎也。宜大承气汤。原文

邪热耗灼，清道涸竭，大便不得其灌溉，则结聚不下而乍难。结者自结，其未结者，旁流而乍易，气满不得下而喘冒，胃气不得和而不能卧。陈氏

---

① 出：原作"则"，据《伤寒论》改。

程郊倩曰：燥屎阻住经腧，故小便不利；大便乍易者，新矢得润而流利；乍难者，燥矢不动而阻留；微热者，以非阳明邪盛也。浊气乘肺，故喘；乘心，故冒；乘胆，故不得卧。总是矢气不下行，上扰清道也。时有者，矢气攻动则有，矢气伏则不有也。可见无燥矢，虽十日不大便无所苦；有燥矢，不必尽不大便而仍可下。

食谷欲呕者，属阳明也，吴茱萸汤主之。得汤反剧者，属上焦也。原文

人必疑此汤之误，而不知阳明与太阴相表里。阳明虚甚，中见太阴，为中焦之胃气虚寒也。反剧者，是太阴虚回，中见阳明，为上焦之胃口转热，此为从阴出阳，寒去热生之吉兆。《书》曰：若药不瞑眩，厥疾不瘳。其斯之谓欤？陈氏

阳明之大纲有三：一曰胃腑柔和之气，一曰燥金火热之气，一曰卫之悍气，别走阳明而为慓悍滑疾之气。张氏

食谷欲呕，则属胃寒，但胃寒者当恶寒，胃热者当恶热。以此辨明，而后用药，当不致误。舒氏

吴茱萸汤

吴萸一升　**人参**三两　**生姜**六两　**大枣**十二枚

水七升，煮取二升，去滓，温服七合，日三服。

太阳病，寸缓，关浮，尺弱，其人发热汗出，复恶寒，不呕，但心下痞者，此以医下之也。如其不下者，

病人不恶寒而渴者，此转属阳明也。小便数者，大便必硬，不更衣十日，无所苦也。渴欲饮水，少少与之，但以法救之。渴者，宜五苓散。原文

寸缓，阳虚；关浮，中气虚；尺弱，阴虚。五苓助脾气之转输，而使水精散布；多饮暖水以出汗，则内外俱松。须知病从太阳而入者，仍从太阳而出也。张氏

世之用五苓散者，但知水谷偏注于大肠，用之利水而止泻，至于津液偏渗于小便，用之以清热而回津，知之者则罕。喻氏

“渴者宜五苓散”有误，应是“小便不利”，对小便数者言。何也？五苓散原为小便不利而设，若小便利，在太阳早已示禁矣。津液之在阳明，尤为紧要。前条有云：汗出多而渴者，不可与猪苓汤，以其不可利小便也。况小便数，岂不重犯所禁乎？舒氏

按：上既云“渴欲饮水，少少与之，但以法救之”，何不接云“宜五苓散”？复加“渴者”二字，岂不重复添赘？舒氏谓其有误，良然。愚意：“渴者”二字上，应脱漏一“不”字。玩小便数、大便硬，但不更衣十日无所苦，是胃中津液尚存，特不下输，而上湿下燥不调匀耳。如渴欲饮水，是津液不能游溢上濡，少少与之，使得暖气接济，则原有之津液流通；不令多者，恐运化不及，积而为饮也。所谓“以法救之”者，欲使津液得输布，而不至积聚成饮耳。渴欲饮水者，治以此法；不

渴者，与五苓以助脾气之转输，使水津散布，则大解可降，汗得出。太阳转属之邪，仍从太阳外解矣。弃叟

脉阳微而汗出少者，为自和也；汗出多者，为太过；阳脉实，因发汗出多者，亦为太过。太过者[①]，为阳绝于里，亡其津液，大便因硬也。原文

汪苓友云：即用下麻仁丸，修园以为麻仁丸未尽其量。

发太阳经之汗，则当顾虑阳气，以膀胱主气化者也；发阳明经之汗，则当顾虑阴液，以胃中藏津液者也。所以阳多有热越之证，胃中津液随热而尽越于外，汗出不止耳。然则阳明证，不论中风、伤寒，脉微、脉实，汗出少而邪将自解，汗出多则阴津易至竭绝。可不慎耶！喻氏

脉浮而芤，浮为阳，芤为阴，浮芤相搏，胃气生热，其阳则绝。原文

“浮为阳”之“阳”，言阳邪也；“其阳则绝”之“阳”，言人身之阳也。陈氏

其阳则绝者，即太阳阳热之气，入于地中，阴津消亡也。张氏

按：“其阳则绝”，“阳”字有误，应是“阴”字。何也？胃气生热，乃胃中阳亢，津液枯竭，岂非阴绝

① 太过者：原无，据《伤寒论》补。

乎？观其脉法，亦不合理，芤脉本见于浮脉之中，曷云相搏耶？且《脉诀》云：浮芤滑实弦紧洪，名为七表属阳宫。此又云芤为阴，皆叔和之矛盾也。舒氏

趺阳脉浮而涩，浮则胃气强，涩则小便数，浮涩相搏，大便则难，其脾为约，麻仁丸主之。原文

趺阳者，胃之冲阳，动于足趺。本篇云：太阳阳明者，脾约是也。故言此以终太阳阳明之义。张氏

按：此法非仲景原文。条中诸证，并无太阳征验，何为太阳阳明？乃由叔和不能得其真也。凡素禀阳盛，三五日一次大便，结燥异常之人，初病太阳经证，即不可发汗，谓其人肠胃干涸，津液衰乏，营卫失润，腠理枯涩，安能得汗耶？故必去其里燥，通其大便，使结去津回，腠理宣通，营卫和润，乃得自汗而解。不知此义者，只据外感，便投麻、桂等药，徒令津愈亏而热愈结，汗与大便，愈不可得，表里闭固，内加火炽，立竭其阴而死矣。但麻仁丸方药，觉未尽善，大黄、枳实当矣；芍药酸收，非所宜也；麻仁、杏仁用以润燥，不若黑芝麻、胡桃肉、阿胶、生地，功效较胜。舒氏

麻仁丸一名脾约丸

麻子仁二升　**芍药**半斤　**枳实**半斤　**大黄**一斤　**厚朴**一尺，炙　**杏仁**一升，去皮、尖，研作脂

上，为末，炼蜜为丸，桐子大，饮服十丸，日三服，渐加，以知为度。

太阳病三日，发汗不解，蒸蒸发热者，属胃也，调胃承气汤主之。原文

转属阳明者，转属阳明之气化；属胃者，属于有形之胃腑。张氏

蒸者，热势自内腾达于外，胃实之验也。其热蒸蒸，势必其汗濈濈矣。妙哉形容乎！惟热在胃，故用承气以调胃，则病焕然除矣。喻氏

伤寒，吐后腹胀满者，与调胃承气汤。原文

上脘之邪吐去，中下实邪未解，调其胃以去之。陈氏

吐后腹胀满，则邪从少阳内入，而为少阳阳明也。张氏

吐后腹胀满，则邪不在胸，其为里实可知，然不痛，自不宜急下。此亦和法，非下法也。喻氏

此证乃吐伤上焦，清阳之气，不能宣化，而浊阴之气，壅塞腹中，故胀满。法当健脾和胃，宣畅胸膈，则浊阴自化，而胀满自消。岂可复用下法以重伤其正，戕害其生乎？是必后人之误。舒氏

太阳病，若吐，若下，若发汗，微烦，小便数，大便因硬者，与小承气汤，和之则愈。原文

本论中，凡言小便数，有频数、短数二意，学者随所宜而属解焉。张氏

得病二三日，脉弱，无太阳柴胡证，烦躁，心下

硬，至四五日，虽能食，以小承气汤少少与，微和之，令小安。至六日，与承气汤一升。若不大便，六七日小便少者，虽不能食，便初头硬，后必溏，未定成硬，攻之必溏，须待小便利，屎定硬，乃可攻之，宜大承气汤。原文

此阳明自得之病，非关转属者。

虽能食、虽不能食，有二义：一则以不可因能食胃强而轻下，一则以不可因胃中有燥屎而轻下。喻氏

此条并无阳明胃实见证，但据“屎定硬”三字，即用大承气汤，吾不敢从。仲景不如是之孟浪也。舒氏

伤寒六七日，目中不了了，睛不和，无表里证，大便难，身微热者，此为实也。急下之，宜大承气汤。原文

阳明有悍热之气，为害最速。《灵枢·动输篇》云：胃气上注于肺，其悍气上冲头者，循咽上走空窍，循眼系入络脑，出顑下客主人，循牙车，合阳明并入人迎。按：此证初看似不甚重，至八九日必死。陈氏

阳明之脉络于目，络中邪盛，则在经之邪更盛可知矣。故宜急下之。少阴有急下三法：一本经水竭，一火邪涌水，一土邪凌水；而阳明经亦有急下三法：一汗多津越于外，一腹满津结于内，一目睛不慧，津枯于脏。合两经下法以观病情生理，恍觉身在冰壶，腹饮上池矣。喻氏

莫氏曰：筋之精为黑眼，骨之精为瞳子，急下所以救阴也。

阳明病，发热汗多者，急下之，宜大承气汤。原文

此病无白虎汤之渴证，无肠胃实之腑证，只发热、汗出多者，病阳明之别气，非阳明之本气也。张氏

急下引热势从大肠而出，庶几津液不致尽越于外耳。喻氏

按：此证只据发热、汗多，便主急下，不能无疑。必其人素禀阳盛，火多水少，肠胃惯有燥结，恶热喜冷，舌苔干燥，身大热而汗外越，斯宜急下，否则尚须斟酌。舒氏

发汗不解，腹满痛者，急下之，宜大承气汤。原文

腹满不减，减不足言，当下之，宜大承气汤。原文

阳明有胃气，有燥气，有悍气。悍气者，别走阳明而下循于脐腹。《素问·痹论》云：卫气者，水谷之悍气也。其气慓疾滑利，不入于脉，循皮肤之中，分肉之间，熏于肓膜，散于胸腹。目中不了了、睛不和者，上走空窍也；发热汗多者，循皮肤分肉之间也；腹满痛者，熏肓膜而散胸腹也。慓悍之气，伤人甚疾，非若阳明燥实之症，内归中土，无所复传，可缓治也。陈氏

按：此二条，俱未言其病之来由，又未明其所以当急下之理，令人不无余恨。舒氏

阳明少阳合病，必下利，其脉不负者，顺也。负

者，失也。互相克贼，名为负也。脉滑而数者，有宿食也，当下之，宜大承气汤。原文

此中寓土郁夺之、木郁发之二义。陈氏

阳明脉大，少阳脉弦，两无相负，故为顺候。设弦脉独见，乃少阳胜、阳明负矣。亦必脉滑而且数，始为当下。设不滑数而迟软，方虑土败垂亡，尚敢下之乎？喻氏

按：阳明与少阳合病，乃寒热、口苦与鼻干、目痛、不眠等证，同时均发。兼下利者，脾虚里有寒也。法当用葛根、柴胡以理两经之表，人参、白术、附子、干姜以温其里。纵有宿食，亦只宜山楂、砂仁温以化之。大承气汤断不可用也。岂有下利而反用大下之理乎？舒氏

病人无表里证，发热七八日，虽脉浮数者，可下之。假令已下，脉数不解，合热则消谷善饥，至六七日不大便者，有瘀血，宜抵当汤。若脉数不解，而下不止，必协热而便脓血也。原文

虽云无表里证，然发热、脉浮数，表证尚在也。其所以可下者，以为时既久，胃中热炽亡液，势不得不下，如大柴胡之类是也。下后脉仍数，消谷善饥，则大便应多，乃六七日不大便，其证非气结，而为血结，明矣。喻氏

按：发热、脉浮数，证属于表，必不可下，当从表

解。今于已下，脉数不解，合热，消谷善饥，不大便者，谓之有瘀血，何以辨之？并无征验，不当妄投抵当汤。仲景必无此法。舒氏

伤寒发汗已，身目为黄。所以然者，以寒湿在里不解故也。以为不可下也，于寒湿中求之。原文

太阳之上，寒气主之；太阴之上，湿气主之。太阴之气主周身，太阳之脉起目内眦，阳明主经脉而外合太阳，亦主中土而内合太阴。张氏

此言寒湿发黄，不可误以湿热之法治之，五苓、真武均合。陈氏

伤寒七八日，身黄如橘子色，小便不利，腹微满者，茵陈蒿汤主之。原文

太阳阳明之热与太阴脾土之湿，相蕴成黄，小便不利者，脾气之不输也；腹微满者，太阴之气逆也。湿热相蕴，故当从小便出。张氏

黄色鲜明，为三阳之热邪；小便不利、腹微满，乃湿家之本证。不得因此指为伤寒之里证也。喻氏

张盖仙曰：茵陈蒿汤治阳明蓄热发黄之证，此证为膀胱蓄尿而发黄，与阳明无涉，用茵陈五苓则当矣。

伤寒，身黄发热者，栀子柏皮汤主之。原文

《素问》有开鬼门、洁净府之法。开鬼门者，从汗而泄其热于肌表，麻黄连翘赤小豆汤是其法也；洁净府者，从下而利其湿于小便，茵陈蒿汤、栀子柏皮汤是其

法也。舒氏

栀子柏皮汤

栀子十五个 **炙甘草**一两 **黄柏**二两

水四升，煮取升半，去滓。分温再服。

伤寒，瘀热在里，身必发黄，麻黄连翘赤小豆汤主之。原文

太阳之发黄，乃太阳之标热，下合太阴之湿气；阳明之发黄，亦阳明之燥热，内合太阴之湿化。若只病本气而不合太阴，俱不发黄，故曰：太阴者，身当发黄。若小便自利者，不能发黄也。陈氏

按：发黄之证，有阳黄、阴黄。阳黄，颜色鲜明，口渴，恶热，小便不利，法宜茵陈五苓散。阴黄，颜色暗滞，恶寒，身重，少气懒言，法宜茵陈附子汤。更当以六经之法辨之，兼见何经之证，即以何经之法，合而治之，则百举百当。以上诸法，亦皆不必深究可也。舒氏

麻黄连翘赤小豆汤

麻黄二两，去节 **赤小豆**一升 **连翘**二两 **杏仁**四十个，去皮、尖 **大枣**十二枚 **生梓白皮**一升 **生姜**二两 **炙甘草**二两

潦水一斗，先煎麻黄再沸，去上沫，纳诸药，煮取三升，分温三服，半日服尽。无梓皮，以茵陈代之。路流水，曰行潦，此乃降注雨水，取其味薄，不助湿气，而且下之速也。

《伤寒论汇注精华》卷三

辨少阳病[①]脉证篇

少阳之为病，口苦，咽干，目眩也。原文

《内经》：少阳之上，相火主之，苦从火化，火胜则干。又：少阳为甲木，风虚动眩，皆属于木。陈氏

柯韵伯曰：目、咽、口三者，不可谓表，亦不可谓里，是表之入里、里之出表处，所谓“半表半里”也。口苦，咽干，目眩，皆相火上走空窍。三证为少阳病机，兼风寒杂证而言。

少阳标本皆热，“六元正纪论”云：少阳所至，为飘风燔燎。张氏

程郊倩曰：少阳与厥阴，脏腑虽异，病机颇同。厥阴有阴阳胜复，万不可使阳退阴进；少阳有寒热往来，万不可使阳去入阴。是黄芩不可不慎也。

口苦，咽干，目眩，少阳腑证也。腑证未具，不可用黄芩。“目眩”，当是“目昏”。盖少阳、厥阴，脏腑

① 病：原无，据本书体例补。

相连，热乘肝胆而目昏蒙也。舒氏

少阳中风，两耳无所闻，目赤，胸中满而烦者，不可吐下，吐下则悸而惊。原文

少阳之脉，从耳后入耳中，出耳前，起于目锐眦。陈氏

此少阳自受之风邪。张氏

风热上壅，则耳无闻、目赤；无形之风热与有质之痰饮搏结，则胸满而烦。但从和解中行分揭法，可也。喻氏

按：少阳原有经证、腑证，表里各有一定之法，毫不容混，岂但汗、吐、下三禁而已哉？则温经回阳、养阴清燥及利小便诸法，何得不禁？抑何所见之不广也。宜小柴胡加白蔻宣畅胸膈、瓜蒌实以除其烦。舒氏

伤寒，脉弦细，头痛，发热者，属少阳。不可发汗，汗则谵语。此属胃，胃和则愈；胃不和，则烦而悸。原文

此少阳自受之寒邪，少阳合神机出入而由于中土。张氏

按：此条于法不合。盖以误发少阳汗，胃液被夺而谵语，自宜调胃承气以和胃，故曰“胃和则愈”也。设不和，势必谵语加甚，岂但烦悸而已哉？且谵语得之胃中干燥，悸则由胃中多水，彼此不合理，非法也。舒氏

本太阳病不解，转入少阳者，胁下硬满，干呕不能

食，往来寒热，尚未吐下，脉沉紧者，与小柴胡汤。原文

此言太阳受病而转入少阳者，非少阳之自病。

若已经吐、下、发汗、温针，谵语，柴胡汤证罢，此为坏病。知犯何逆，以法救之。原文

三阳合病，脉浮大上关上，但欲眠睡，目合则汗。原文

阳加于阴，谓之汗。目合则阳气归阴，阳盛阴虚，目合则汗。张氏

脉浮大上关上，阳盛之诊也；欲眠睡者，热盛神昏之意也；目合盗汗，阳虚阳盛皆有之，不必凿解也。寒中少阴但欲寐者，其人恶寒；热盛神昏者，不恶寒反恶热也。舒氏

伤寒六七日，无大热，其人烦躁者，此为阳去入阴故也。原文

伤寒六七日，少阳之邪当从太阳外出；无大热，则不能外出于阳；烦躁者，病少阴标本之气化，此为“阳去入阴”。盖太阳、少阴标本相合，雌雄相应，故七日而不出于太阳，即可入乎少阴也。张氏

经气之传有定，至于病气，或随经气而传，或不随经气而传，即变动不居。

按：但言烦躁，便指为“阳去入阴”，粗疏极矣。若无三阴征验，不得谓之“入阴”。盖少阳病六七日加

烦躁，乃渐入阳明之里，法宜小柴胡合白虎而兼解之，一定之理也。何得谬谓“入阴”？仲景必无此法。舒氏

伤寒三日，三阳为尽，三阴当受邪，其人反能食而不呕，此为三阴不受邪也。原文

能食不呕，与“胃和则愈”之义互发。喻氏

胃为一身之主统，胃强能食，百病易愈，所以“三阴不受邪”。舒氏

伤寒三日，少阳脉小者，欲已也。原文

《经》曰：大为病进，小为病退。

少阳病欲解时，从寅至辰上。原文

少阳之气旺于寅卯，至辰上而气已化，阳气大旺，正可胜邪也。陈氏

少阳乃阴中之初阳，秉阳春之木气，从寅至辰，木旺时也。张氏

《伤寒论汇注精华》卷四

辨太阴病脉证篇

太阴之为病，腹满而吐，食不下，自利益甚，时腹自痛。若下之，必胸下结硬。原文

此太阴证之提纲也。太阴主地，主腹。腹满，地气不升也；吐，食不下，天气不下降也；自利，下者不能上也；腹痛，阴寒在下，湿气不化，脾络不通也。胸下，脾之部也。此以气而言也。更以经言之，足太阴脉入腹，属脾，络胃；手太阴脉，起于中焦，下络大肠，还循胃口，上膈，属肺。其义亦同。至以脏言，虽脾也，而肺亦属焉。陈氏

腹满，自利，太阴之本证也。邪迫于上下，上下交乱，胃中空虚。此但可行温化，误下邪陷，与结胸之变同矣。喻氏

太阴中风，四肢烦疼，脉[①]阳微阴涩而长者，为欲愈。原文

① 脉：原无，据《伤寒论》补。

《经》云：风淫末疾。又云：脾主四肢。阳微阴涩，病脉也。长则得太阴土旺之象，故为欲愈。张氏

太阴腹满之内证，转而为四肢烦疼之外证；微涩之阴脉，转而为长之阳脉，由内而外，从阴而阳，欲愈之候也。陈氏

按：此证不可言风。常见人误用消风活血之药，酿成痿废者恒多，但当斟酌于溢饮、着痹诸法之中，则得之矣。舒氏

太阴病欲解时，从亥至丑上。原文

太阴为阴中之至阴，而主开。亥者，阴之极；丑者，地气开辟矣。张氏

太阴病，脉浮者，可发汗，宜桂枝汤。原文

脉浮，土气运行也；可汗者，地气上而为云也。桂枝汤在太阳为解肌，在太阴为发汗。盖太阳以皮毛为里，太阴以肌腠为表也。时说以桂枝为太阳专方，而不知亦阴经之通方也；又以为治自汗之定法，而不知亦治无汗之变法也。陈氏

《金匮要略》云：腠者，三焦通会元真[1]之处；理者，皮肤脏腑之纹理。内外相通，太阴主之。张氏

太阴脉，尺寸俱沉细，今浮，则邪还于表可知矣。喻氏

---

① 通会元真：原作"通元会真"，据《金匮要略》乙转。

此言太阴病，是必腹满而吐，腹痛则利矣，证属里阴，脉虽浮，亦不可发汗。即令外兼太阳表证，当以理中为主，内加桂枝，两经合治，此一定之法也。今但言太阴病，未见太阳外证，只据脉浮，即用桂枝汤，专治太阳，不顾太阴，大不合法，恐亦后人有错。舒氏

自利不渴者，属太阴，以其脏有寒故也。当温之，宜服四逆辈。原文

仲景大意，以自利不渴者属太阴，以自利而渴者属少阴。盖太阴湿土，热邪入而蒸动其湿，则显有余，故不渴而多发黄；少阴属肾水，热邪入而消耗其水，则显不足，故口渴而多烦躁。喻氏

按：喻氏此论虽精，究非确义。但以热邪为言，则太阴、少阴之自利，俱为清热，不必温经，于法不合。口渴一证，有为实热，亦有虚寒。若为热邪伤津而作渴者，必小便短、大便硬；若自利而渴者，乃为火衰作渴，证属少阴，以寒中少阴，肾阳受困，火衰不能熏腾津液，故口渴。法主附子温经，正所谓“釜底添薪”，津液上腾，而渴自止。若寒在太阴，与肾阳无干，故不渴。舒氏

伤寒，脉浮而缓，手足自温者，系在太阴。太阴当发身黄，若小便自利者，不能发黄，至七八日，虽暴烦，下利日十余行，必自止。以脾家实，腐秽当去故也。原文

《内经》云：太阴之上，湿气主之，中见阳明。不得中见之化，则为脏寒之病。若中见太过，又为湿热相并之病，此太阴之所以有寒复有热也。陈氏

上文“属太阴”而属脏寒，此言“系在太阴”而为脾实。张氏

前“阳明篇”中“不能发黄”上语句皆同，但彼以胃实而便硬，其证转属阳明者；此以脾实而下秽腐，其证正属太阴。喻氏

本太阳病，医反下之，因而腹满时痛者，属太阴也，桂枝加芍药汤主之；大实痛者，桂枝加大黄汤主之。原文

因误下而亏损脾中之阳，不能健运，升降失司，壅而为满，壅满过甚而为痛，桂枝汤不可用也。法当参、术、姜、附，益气补中，驱阴散寒，则脾气复理，而病自愈也。且方中加芍药不通，病本阴气壅满，芍药酸寒凝滞，生阴之物，岂可用乎？再大实痛者，法主大承气汤，非有太阳表证，不得主用桂枝汤，此中疑有阙文。舒氏

太阴为病，脉弱，其人续自便利，设当行大黄芍药者，宜减之。以其人胃气弱，易动故也。原文

张盖仙曰：脉弱便利，何以又有当行大黄之证？其传之讹乎？

桂枝加芍药汤

桂枝三两　芍药六两　甘草二两　生姜三两　大枣十二枚

水七升，煮取三升，去滓，分温三服。

桂枝加大黄汤

即前方加大黄二两。

《伤寒论汇注精华》卷五

辨少阴病脉证篇

少阴之为病，脉微细，但欲寐也。原文

《内经》云：少阴之上，君火主之。又云：阴中之阴，肾也。少阴本热而标寒，上火而下水。心病于神则脉微，肾病于精则脉细。欲寐，病于阴；不得寐，病于阳。陈氏

太阳少阴，本于先天一炁[①]，并主寒水之精，君火之神。张氏

阳脉滑大，阴脉微细。卫气行阳则寤，行阴则寐。邪入少阴，则气行于阴不行于阳，故但欲寐。此少阴之总脉、总证也。喻氏

外邪挟水而动，阳热变为阴寒，则阴胜，故但欲寐；外邪挟火而动，其候俱从热化，则阳胜，故烦躁不得卧。舒氏

少阴病，欲吐不吐，心烦，但欲寐，五六日自利而

---

① 炁：同“气”。

渴者，属少阴也。虚故引水自救。若小便色白者，少阴病形悉具。小便白者，以下焦虚有寒，不能制水，故令色白也。原文

莫氏曰：病属太阳，其小便清者，知不在里，仍在表也。病属少阴，小便色白，乃下焦虚寒，不能制水。

按：阴邪上逆则欲吐；真阳扰乱则心烦；阴霾盛而阳不开，则但欲寐。此时，宜用附子汤加半夏。失此不图，延至五六日，则下焦寒甚，邪急奔而下利；肾水不温，津不上潮而口渴，非从温经散邪，引水终难自救也。以小便白而证少阴之寒，更当以不喜冷饮而证虚寒之渴也。《经络考》云：舌下有二隐窍，名曰廉泉，运动开张，津液涌出。然必藉肾中真阳为之熏腾，乃足以上潮。但此引水自救之渴，与三阳经邪热灼干津液者，大相反也。舒氏

再按：少阴有阴寒利、有寒闭。以肾气为寒所困，关门则不开，而二便俱闭，更宜急温。酒客常有此证，外见腹中急痛，呕吐痰水，水药不得入。予常以四逆汤加丁香、白蔻、砂仁、半夏、吴萸、人参、白术等药，频频与服，外熨炒糠。痛缓呕减，用斩关丸三五钱，以开其闭，自愈。设误投大黄等药，闭愈甚，轻者重，重者死矣。舒氏

附录舒氏斩关丸方

硫黄五两　肉桂一两　白蔻　川椒　生附子　白术生

吴萸　半夏　鸡内金各五钱

其硫黄灌入大肠，线扎，烂煮，去肠，滚水淘数次，晒干，同上药共为末，饭碾成丸。

又开闭丸

巴豆霜为末，神曲糊为丸，外用制硫黄、生附子、半夏、砂仁、白蔻等末为衣，淡煎吴萸汤下。

病人脉阴阳俱紧，反汗出者，亡阳也。此属少阴，法当咽痛而复吐利。原文

阴阳俱紧，伤寒之脉也。喻氏

汗出者，阴盛于内，而亡阳于外，反有假热之象，故咽痛；现真寒之证，故吐利。陈氏

阴邪上逆则为吐，下注则为利。咽痛者，阴火上结也。曾治中寒喉痹，阴火上蒸，津垢结成块，坚白如骨，横于喉间，痹痛异常，嗜卧，恶寒，二便不利，舌苔滑而冷，不渴，懒言。但诸证均属虚寒，何以二便不利？盖为阴寒上逆，喉间清涎成流而出，津液逆而不降耳。吾用生附驱阴散寒，熟附助阳温经，桔梗、甘草、半夏、阿胶。一剂喉间白骨即成腐败，脱去其半，略可糜粥，二便俱利，十二剂而痊愈。由今思之，尔时识力尚欠，阿胶、桔梗可以不用，当用黄芪以助胸中之阳，白术以助脾中之阳，接引真阳上达，更为合法。盖五行皆一，惟火有二：阳火也，阴火也。阳火，实火也，其证恶热，不恶寒，舌苔干燥，渴欲饮冷；阴火，虚火

也，其证恶寒，倦卧，舌润不渴。舒氏

少阴病，咳而下利，谵语者，被火气劫故也。小便必难，以强责少阴汗也。原文

元犀注：少阴咳而下利，治有两法：寒剂猪苓汤，热剂真武汤之类。

赵氏曰：强责少阴之汗，小便必难，则小便不但属三焦、属膀胱，而又属少阴之肾脏矣。

少阴之脉，从足入腹，上循喉咙，萦绕舌根，故多咽痛之证；其别出肺，故间有咳证。舒氏

少阴病，脉细沉数，病为在里，不可发汗。原文

少阴挟水而动，乃少阴胜而趺阳负，误汗则亡阳；少阴挟火而动，乃少阴负而趺阳胜，误汗则亡阴。舒氏

少阴病，脉微，不可发汗，亡阳故也。阳已虚，尺脉弱涩者，复不可下之。原文

微为无阳，涩为少血；汗之亡阳，下之亡阴。陈氏

少阴病，脉紧，至七八日，自下利[1]，脉暴微，手足反温，脉紧反去者，为欲解也。虽烦下利，必自愈。原文

阴寒为病，外搏于阳，至阳明主气之期，邪从阳明之阖而下利，脉微，手足宜冷乃反温，是阴从阳化矣。张氏

---

① 自下利：原无，据《伤寒论》补。

少阴病，下利，若利自止，恶寒而踡卧，手足温者，可治。原文

少阴病，恶寒而踡，时自烦，欲去衣被者，可治。原文

上条少阴得中土之气，本条少阴得君火之气。手足为诸阳之本，禀于胃气，温则胃气和；欲去衣被，阴寒消于君火矣；自烦欲去衣被，真阳扰乱不宁，无大汗，阳尚未亡，故可治。喻氏

下利止而手足温，所谓阳回利止也。若利虽止而依然烦躁不安，厥逆不回也。为阴尽立死之候，不可治。舒氏

少阴中风，脉阳微阴浮者，为欲愈。原文

阳微则外邪不复入内，阴浮则内邪尽从外出，故欲愈。喻氏

外证若何，并未挈明，奚[1]从辨脉，喻氏曲为周旋，吾不能勉强从之。舒氏

少阴病欲解时，从子至寅上。原文

各经皆解于旺时，少阴独解于阳生之时，阳长则阴消也。陈氏

少阴病，吐利，手足不逆冷，反发热者，不死。脉不至者，灸少阴七壮。原文

---

① 奚：疑为“悉”之误。

太溪二穴，在足内踝后五分跟骨上动脉陷中。

少阴病八九日，一身手足尽热者，以热在膀胱，必便血也。原文

柯注热在膀胱而便血，是指小便言。汪注肾主二便，从前后便出，皆是。

病至八九日，阴邪内解之时，反一身尽热，则少阴必无此候，当是脏邪传腑，肾移热于膀胱之证。喻氏

按：一身手足尽热，明明现热于外，何为热在膀胱？并无确据，何从辨认？并不知如何治法，令人不无余恨。舒氏

少阴病，但厥，无汗，而强发之，必动其血。未知从何道出，或从口鼻，或从目出，是名下厥上竭，为难治。原文

《内经》"厥论"云：阳气衰于下，则为寒厥；阴气衰于下，则为热厥。其起必于足下者，以阳气起于足五指之表，阴气起于足五指之里也。

《经》云：冲、任脉皆起于胞中，冲、任会于咽喉，别而络唇口，出于颃颡，乃口鼻交通之窍。任脉从少腹之内上行，系两目之下，中央至目下之承泣。

少阴病，恶寒，身踡而利，手足逆冷者，不治。原文

少阴之脉，从然谷至俞府，皆行身之前，起足心。少阴阴寒为病，得太阳之标阳，可治；得君火之本热，

可治；下焦之生气上升，可治；中焦之土气自和，可治；四者全无，不治。陈氏

逆冷、厥冷，但至手腕、足踝而止。若四逆，则冷至肘膝矣。张氏

此证未至汗出息高，似犹可治，急投四逆汤加人参，或者不死。舒氏

少阴病，吐逆，躁烦，四逆者，死。原文

胃气绝，阴阳杂。

君火之神，肾脏之精，皆本阳明水谷以资生。张氏

此条与吴茱萸汤证无异，彼证未言死，此证胡为乎不主吴萸而断之曰死，是何理也？于中疑有阙文。舒氏

少阴病，下利既止，而头眩时时自冒者，死。原文

此证为阴竭于下，阳回利止则生，阴尽利止则死。陈氏

少阴病，四逆，恶寒而身踡，脉不至，不烦而躁者，死。原文

土气内绝，阳气上脱，生气下陷，皆为死证。然医者知死之所从去，即知生之所从来，得一线生机而挽回之，功德甚大。张氏

少阴证具，脉不至，阴邪壅盛，真阳几绝，倘阴不竭，尚可回阳，复加躁扰，阴亦垂绝矣。舒氏

少阴病，六七日，息高者，死。原文

肺气脱于上，肾气绝于下，只呼出不能吸入。

诸阳主气，真气上并于胸中，不能复归气海，六七日经传少阴。与二三日太阳作喘之表证，迥殊也。喻氏

能六七日前，用真武、附子等汤加葫巴、故纸等，收摄肾气，当不有此。舒氏

少阴病，脉微细沉，但欲卧，汗出不烦，自欲吐，至五六日，自利，复烦躁不得卧寐者，死。原文

“自欲吐”以上，皆少阴阴寒之本病，失此不图，至五六日为少阴病生死之关头，至阳绝于里而自利，寒邪逼脏，反为假热而烦躁；真阳无所归，而飞越不得卧寐，故死。陈氏

按：此证于五六日前用附子、真武等汤，无不立效。乃失此不图，致不烦者复烦且躁，但欲卧者转至不得卧寐，真阴已竭，阳不可回，所以死矣。舒氏

少阴病，始得之，反发热，脉沉者，麻黄附子细辛汤主之。原文

少阴标寒而本热，太阳标热而本寒。此言少阴得太阳之标阳而发热，而太阳之标阳，仍陷于少阴之里阴也。“少阴篇”中，凡云“反发热”者，皆在太阳上看。

三阴表法与三阳异，三阴必以温经之药为表，而少阴尤为紧要。麻黄与附子合用，俾外邪出而真阳不出也。喻氏

按：阴阳两感之证，凡表重于里者，法当温里之中兼解其表；若里重于表者，但当温里，不可解表。此条

但言“反发热”三字，即以为太阳之表，谬甚。又安知其里之不重耶？盖少阴本有里热外热之证，乃真阳为阴邪所迫，越出躯壳，法当即回其阳，且各经均有发热，岂可不察而妄用麻黄耶？又曰：细辛走少阴之表，少阴并无表证，何其不通若此。又有更不通者，洁古[①]之大羌活，节庵[②]之冲和灵实饮，胡乱瞎表，寒凉杂投，俗医目盲心瞽，执此二方，混施两感，百不救一，可胜悼哉！舒氏

麻黄附子细辛汤

麻黄二两　**细辛**二两　**附子**一枚

水一斗，先煮麻黄，减二升，去上沫，纳诸药，煮取三升，去滓，温服一升，日三服。

少阴病，得之二三日，麻黄附子甘草汤微发其汗，以二三日无里证，故微发汗也。原文

无里证，不得谓之少阴病；外无太阳证，不得妄用

---

① 洁古：即张元素，字洁古，金代易水（今河北易县）人。自幼聪敏，8岁应“童子举”，27岁试“经义”进士，因犯“庙讳”而落榜，遂弃仕从医。重视脏腑辨证及扶养胃气的思想，对李杲创立以“补土”为特色的系统的脾胃理论有重要影响，并最终成为“易水学派”最突出的理论特色。张元素的学术思想形成以后，经过诸弟子及后代医家的继承、发展，在元代成为与“河间学派”具有不同学术风格的一大流派，两派相互争鸣，又相互促进，最终带来整个金元医学的繁荣。现存张元素的学术著作不多，主要有《医学启源》、《珍珠囊》、《洁古家珍》等。

② 节庵：即陶华，字尚文，号节庵，明代浙江余杭人。《杭州府志》记其幼读儒书，旁通百家之学，治病有奇效，为一时名医。正统年间曾为官方征用，后引疾归里。撰《伤寒六书》，流行较广，颇有影响。

麻黄，且二三日，谬甚。常有初得少阴，即腹痛下利，曷可云二三日无里证乎？此必后人之误。舒氏

按：既谓之少阴病，必见有少阴证一二；既无里证，似不能强指为少阴病。修园前辈曲为之解，添入“反发热”三字，究竟于文理不顺。上节云：少阴病始得之，反发热。此云：少阴病得之二三日。其中并无含蓄发热意，汉文虽简，应不至此。驰远前辈谓后人之误，良然。弃叟

麻黄附子甘草汤

麻黄二两　**炙甘草**二两　**附子**一枚

水七升，先煮麻黄一二沸，去上沫，纳诸药，煮取三升，去滓，温服一升，日三服。

少阴病，得之二三日以上，心中烦，不得卧者，黄连阿胶汤主之。原文

但心烦不得卧，无四逆等证，乃真阴为邪热煎熬，故以解热生津为主治。喻氏

按：少阴，外邪挟火而动，心烦不眠，肌肤熯燥，神气衰减，小便短而咽中干，法主黄连阿胶汤，分解其热，润泽其枯。此条挈注未全，疑有阙文。舒氏

黄连阿胶汤

黄连四两　**黄芩**一两　**芍药**一两　**阿胶**三两　**鸡子黄**二枚

水五升，先煮三味，取二升，去滓，纳胶烊尽，小

冷，纳鸡子黄，搅令相得，温服[1]七合，日三服。

少阴病，得之一二日，口中和，其背恶寒者，当灸之。附子汤主之。原文

膈关二穴，以救太阳之寒；关元一穴，以助元阳之气。

灸之，以火助阳而消阴也；主之以附子汤，温经而散寒也。喻氏

附子汤

附子二枚　**茯苓**二两　**人参**二两　**白术**四两　**芍药**三两

水八升，煮取三升，去滓，温服一升，日三服。

少阴病，身体痛，手足寒，骨节痛，脉沉者，附子汤主之。原文

柯韵伯曰：此与麻黄附子甘草汤皆是治少阴证，而有出入之不同。少阴之阴，其入于经也，从阳部注于经；其出者，从阴内注于骨。发热，脉沉，无里证者，从阳部注于经也；骨节痛，脉沉者，从阴内注于骨也。从阳部注经，是表热里寒，病从外来，故温而兼散；从阴注骨，是表寒里虚，病从内出，故温而兼补。

按：阴盛阳微，故主用附子汤以破阴回阳，但芍药终非所宜，去之可也。舒氏

少阴病，下利，便脓血者，桃花汤主之。原文

---

① 服：原作“取”，据《伤寒论》改。

少阴病，二三日至四五日，腹痛，小便不利，下利不止，便脓血者，桃花汤主之。原文

少阴病，下利，便脓血者，可刺。原文

幽门二穴，在腹第二行，侠巨阙两旁各五分；交倍二穴，在内踝上二寸。

腹痛，小便不利，少阴热邪也；而下利不止，便脓血，则下焦滑脱矣。故不可用寒凉。喻氏

汪讱庵曰：便脓血者，固多属热，岂无下焦虚寒乎？不然，石脂、干姜辛热固涩，使热闭于内而不得泄，岂非关门养盗乎？

按：此桃花汤证，嘉言以为少阴热邪，讱庵又谓下焦虚寒，二说纷纷，究竟桃花汤证皆不合也。若为热邪充斥，下奔而便脓血，宜用阿胶、黄芩、黄连、芍药；其下焦虚寒而为滑脱者，又当用人参、白术、肉桂、芍药，而桃花汤于二者之中均无所用之。总缘仲景之书，叔和不能尽得其真也，能无恨乎？舒氏

桃花汤

赤石脂一斤　**干姜**一两　**粳米**一升

以水七升，煮米令熟，温服七合；纳赤石脂末方寸匕，日三服。若一服愈，余勿服。

少阴病，吐利，手足厥冷，烦躁欲死者，吴茱萸汤主之。原文

吐利，厥冷，纯阴无阳，加之烦躁欲死，恐其阳欲

亡而阴将竭；利未止，而阴尚在也。用吴萸以下其逆，参、姜、枣温补脾胃，重加附子以亟回其阳，倘延至阴竭，不可为矣。舒氏

少阴病，下利，咽痛胸满心烦者，猪肤汤主之。原文

按：此条必兼见皮肤熯燥，恶热不眠，方为少阴热邪充斥，上攻咽喉而痛；热壅膀胱，气化不行，水谷不分而下利；热壅胸膈而为胸满心烦。法宜茯苓、泽泻利水止泄，鸡子白以治咽痛，石膏、玉竹以解心烦，枳壳、桔梗开提疏壅以散其满，猪肤汤觉无当矣。若兼见身重恶寒、少气懒言等证，又为少阴协水之证，不在此例。舒氏

猪肤汤

猪肤一斤

水一斗，煮取五升，去滓，加白蜜一斤、白粉五合，熬香，和令相得，温分六服。

少阴病二三日，咽痛者，可与甘草汤；不瘥者，与桔梗汤。原文

甘草汤[①]

甘草二两

水三升，煮取一升，去滓，分温再服。

---

① 甘草汤：原无，据本书体例及《伤寒论》补。

桔梗汤

即前方加桔梗一两，煎服同上。

少阴病，咽中伤，生疮，不能语言，声不出者，苦酒汤主之。原文

苦酒汤

半夏十四枚　鸡子一枚，去黄

著半夏、苦酒蛋壳内，置刀环中，安火上，令三沸，去滓，少少含咽之。不瘥，更作三剂。

少阴病，咽中痛，半夏散及汤主之。原文

按：此数条，为咽疮、咽痛者，既是外邪协火之证，必当分解其热，润泽其枯，所主各汤，皆无用也。舒氏

少阴病，下利，白通汤主之。原文

凡少阴病，俱指脉微细、但欲寐而言。

按：此条下利无阳，法当温补兼行，方中宜加黄芪、白术，补中气而健脾土。葱白耗散阳气，断不可用。舒氏

少阴病，下利，脉微者，与白通汤。利不止，厥逆无脉，干呕烦者，白通加猪胆汁汤主之。服汤，脉暴出者死，微续者生。原文

此非药误，以阴寒极盛，骤投热药而拒格耳。故取热因寒用之法，以向导之。

少阴病，下利，脉微者，宜主附子汤回阳消阴。与白通而利不止，厥逆无脉，明明误在葱白大伤其阳也。

法当重用人参、白术、干姜，以救其误。干呕、烦者，顶上文非为误服白通而来。谓少阴病，下利，脉微，加以干呕、心烦，则为阴寒在下，阳烦在上，法宜姜、附以驱其阴，然必加入尿、猪胆汁以制胸中杂错之阳，庶姜、附得以下行其用。暴出者，势必有雀喙、釜沸之象，故主死也。舒氏

白通加猪胆汁汤

即前方加人尿五合、猪胆汁一合

水三升煮前方，去滓，纳胆汁、人尿，和匀，分温再服。无胆汁亦可用。

少阴病，二三日不已，至四五日，腹痛，小便不利，四肢沉重疼痛，自下利者，此为有水气。其人或咳，或小便利，或下利，或呕者，真武汤主之。原文

"太阳篇"中，厥逆、筋惕肉瞤而亡阳者，用真武汤；兹少阴之水湿上逆，仍用真武法以镇摄之。可见，膀胱与肾，一脏一腑，同居北方寒水之位，腑邪为阳邪，藉用麻、桂为青龙；脏邪为阴邪，藉用附子为真武。得此二方，以消痰导水，消阴摄阳，神功不可思议也。喻氏

腹痛、下利、呕、咳等证，皆少阴所有；四肢沉重，又属太阴溢饮。法宜芪、术、参、苓、桂、附、姜、半、虎骨等药以治之。真武何益哉？且条中二三日、四五日，何所关系？既曰"小便不利"，又曰"小

便利”；既曰“自下利”，又曰“或下利”，前后糊涂乱说，何足为法？此必后人之误。舒氏

真武汤加减法

若咳者，加五味子半升，细辛、干姜各一两。若小便利者，去茯苓。若下利者，去芍药，加干姜二两。若呕者，去附子，加生姜，足前成半斤。

按：取名真武汤者，以附子、茯苓镇摄北方之水耳。乃或去茯苓，或去附子，已全失真武之名义矣。舒先生驳此条原文，名言至理，可佩之至。但此加减法，毫无意义，亦不敢信为仲师之原法也。弃叟

少阴病，下利清谷，里寒外热，手足厥逆，脉微欲绝，身反不恶寒，其人面赤色，或腹痛，或干呕，或咽痛，或利止脉不出者，通脉四逆汤主之。原文

此群阴格阳于外，不得内返也。所喜外反热不恶寒，真阳尚在躯壳，故可招之即至，然必通脉而脉即出为体征。喻氏

此证所幸外热未昧，倘热并除，其阳绝矣，无能为也。然一线微阳未散，法当急投温补以回其阳。岂可更用葱白以耗散其阳乎？仲景必无此法。舒氏

通脉四逆汤

炙甘草一两　**生附子**一枚　**干姜**三两

水三升，煮取一升二合，去滓，分温再服，其脉即出者愈。

面赤色者，加葱九茎。腹中痛者，去葱，加芍药二两。呕者，加生姜二两。咽痛者，去芍药，加桔梗一两。利止，脉不出者，去桔梗，加人参二两。

少阴病，四逆，其人或咳，或悸，或小便不利，或腹中痛，或泄利下重者，四逆散主之。原文

此言少阴四逆，亦有里热而致也。少阳为阳枢，小柴胡为转阳枢之专方；少阴为阴枢，此散为转阴枢之专方。学者当细细体会。陈氏

按：此条所见诸证，毫无协热征验，且所用之药，又于协热之证无干，殊属荒唐。观其腹痛作泄、四肢逆冷，少阴虚寒之证也；虚寒挟饮，上逆而咳，凌心而悸，中气下陷，则泄利下重，此又太阴证也；小便不利者，里阳虚不足以化其气也。法当重用芪、术、苓、半、姜、砂、附、桂，以补中逐饮，驱阴止泄，而病自愈。何用四逆散？不通之至也。舒氏

四逆散

炙甘草　枳实　柴胡　芍药各十分

捣筛，白饮和服方寸匕，日三服。

咳者，加五味子、干姜各五分，并主下利。悸者，加桂枝五分。小便不利者，加茯苓五分。腹中痛者，加附子一枚。泄利下重者，先以水五升，煮薤白三升，去滓，以散三方寸匕，纳汤中，煮取一升，分温再服。

少阴病，下利六七日，咳而呕渴，心烦不得眠者，

猪苓汤主之。原文

热邪搏结水饮，用猪苓汤以利水润燥，不治利而利自止。喻氏

按：此条挟火而动者，具有太阴虚寒在内，故口渴心烦、不得眠与下利、呕、咳兼见。法宜阿胶、石膏润燥除烦；参、术、姜、桂理中止泄；半夏、砂仁散逆逐饮。猪苓汤不合也。舒氏

少阴病，得之二三日，口燥咽干者，急下之，宜大承气汤。原文

按：少阴挟火之证，复转阳明，而口燥咽干之外，必更有阳明胃实诸证兼见，否则大承气汤不可用也。舒氏

少阴病，自利清水，色纯青，心下必痛，口干燥者，急下之，宜大承气汤。原文

自利只是清水，可知水愈去而谷愈结。陈氏

萧克协曰：此证热结旁流，单见口燥咽干一证，不足为据。必兼张目不眠、恶热饮冷，方可议下。且热结旁流，上实热而下虚寒，法宜承气以除热结，加术、附以理虚寒。单用承气法尚欠。

少阴病，六七日，腹胀、不大便者，急下之，宜大承气汤。原文

《内经》：暴腹胀大，皆属于热。下之，以运少阴之枢而使外出。陈氏

少阴复转阳明之证，腹胀，不大便，然必见舌苔干

燥、恶热饮冷，方为实证，当急下。若兼见身重嗜卧、舌润不渴、恶寒等证，又属虚寒。法宜白蔻宣畅胸膈，砂、半理脾开胃，附子温经，肉桂化气，桔梗开提，生姜升散，使转运之机，得先升后降，所谓“上焦得通，中枢得运，而气化自行”。若不辨阴阳虚实，但见腹胀便闭，即行下攻，未必尽当。慎之！慎之！舒氏

少阴病，脉沉者，急温之，宜四逆汤。原文

揭“少阴病”三字，则身重、欲寐、下利、厥逆等证，俱括在内。但见脉沉，即当急用四逆，以破阴而救阳。舒氏

少阴病，饮食入口则吐，心中温温欲吐，复不能吐，始得之，手足寒，脉弦迟者，此胸中实，不可下也，当吐之。若膈上有寒饮，干呕者，不可吐也。急温之，宜四逆汤。原文

入口则吐，固不可下，亦不可吐。至于有寒饮干呕，法当温中逐饮，散逆止呕，四逆汤不中也。此必后人之误。舒氏

少阴病，下利，脉微涩，呕而汗出，必数更衣，反少者，当温其上，灸之。原文　取百会穴。

阳微阴涩，阳虚阴弱也；呕者，阴脉上逆；汗出者，阳虚不固。阳虚当温，阴弱不任温，灸百会穴，温其上而升其阳，庶阳不下陷以迫阴耳。喻氏

数更衣，反少，阳虚气坠，阴弱津衰耳。舒氏

《伤寒论汇注精华》卷六

辨厥阴病脉证篇

厥阴之为病，消渴，气上撞心，心中疼热，饥而不欲食，食则吐蛔。下之，利不止。原文

《内经》云：厥阴之上，风气主之，中见少阳。厥阴以风为本，以阴寒为标，而火热在中也。阴之极，故不从标本而从中见少阳之热化。陈氏

三焦者，少阳也。《经》云：本之下，中之见也；见之下，气之标也。中见少阳，故有三焦之病。张氏

饮水多而小便少为消渴。盖子盛则母虚，母盛则子实。

厥阴中风，脉微浮为欲愈，不浮为未愈。原文

此阴阳错杂之证也，上热下寒，故戒误下。舒氏

三阳经，中风有中风形证，伤寒有伤寒形证。三阴中，惟“太阴篇”有太阴中风，四肢烦疼；太阴伤寒，手足自温二证，而少阴、厥阴，但有中风之脉，而无中风之证。盖二经受病，邪入已深，风寒形证，更无分别。但阴经之脉当沉细，今反浮者，以风为阳邪，元气

复而邪将散，故脉见微浮也。浮则欲愈矣，若不浮，是邪深入不能外散，故为未愈。陈氏

脉浮，邪还于表，故为欲愈。然亦阴病得阳脉者生，即此意也。舒氏

厥阴病，欲解时，从丑至卯上。原文

少阳气旺于寅卯。从丑至卯，阴尽而阳生也。

厥阴藉中见少阳木火之气化，木气生旺之时故解。张氏

六经之病，各解于其旺之时，其说亦不尽然，总以邪退则病愈，时不可限也。舒氏

厥阴病，渴欲饮水者，少少与之，愈。原文

多与，则入于太阴而证变矣。

萧克协曰：病人欲饮水者，则当问其喜冷喜热，又更详其小便利与不利，而后按法用药以治之。少少与水，恐不能去病，觉未尽善。

诸四逆厥者，不可下之，虚家亦然。原文

多属阳气大虚，寒邪直入之证，而热深者间亦有之。陈氏

伤寒，先厥后发热而利者，必自止。见厥复利。原文

得少阳中见之热化，则厥利俱可止。医不得法，复得标阴之气，而病势日加矣。陈氏

病在厥阴，即以一日起厥阴者，从一而三，从阴而

阳，先天之气始也；病在太阳，即以一日起太阳者，从三而一，从阳而阴，后天之气始也。张氏

伤寒，始发热六日，厥反九日而利。凡厥利者，当不能食。今反能食者，恐为除中。食以索饼，不发热者，知胃气尚在，必愈。恐暴热来出而复去也。后三日脉之，其热续在者，期之旦日夜半愈。所以然者，本发热六日，厥反九日，复发热三日，并前六日，亦为九日，与厥相应，故期之旦日夜半愈。后三日脉之而脉数，其热不罢者，此为热气有余，必发痈脓也。原文

除中，除去中气，求救于食也；索饼，肝之谷能胜胃土；续热，一阳之生气犹存，夜半阳生，旦日阳长，阳进而阴退也。发热则厥利止，热去则复厥利，故厥阴发热，非即愈之候。厥利转为发热，乃属愈期耳。陈氏

厥反九日者，作再经而不得中见之化，故无热而厥，厥反九日而利也。后三日又当少阳主气之期，脉之热续在，则非暴热无根，“故期之旦日夜半愈”。张氏

少阴经中，内藏真阳，最患四逆，故云：吐利手足不逆冷，反发热者不死。厥阴经中，内无真阳，不患其厥，但患不能发热，与夫热少厥多耳。喻氏

必发痈脓者，以阳邪过盛，逼迫其阴，蒸为败浊，咳唾脓血，非外生痈毒之谓也。再按：热则胃阳尚在，倘不热则胃阳去矣。“不发热”“不”字，应是“微”字，与下文“暴”字相照。以其证虽喜发热，宜“微”

不宜“暴”，“微”则阳和有象，“暴”则脱离之机，故曰恐复去也。但既恐除中，何不急投参、附以存胃阳之一线，岂可以难消化之曲食，更伤其胃阳乎？是速其除中也，与其试之，盖弗思所以救之。舒氏

伤寒脉迟，六七日，而反与黄芩汤彻其热。脉迟为寒，今与黄芩汤复除其热，腹中应冷，当不能食，今反能食，此名除中，必死。原文

胃暖乃能纳食，今冷反能纳食，则胃阳发露无余矣。喻氏

此条除中，乃真除也。前条“恐为除中”，尚未除也。此条经误治，前条未经误治。可见，苦寒最能杀人。世之妄用黄芩者，盖鉴而慎之。舒氏

伤寒，先厥后发热，下利必自止。而反汗出，咽中痛者，其喉为痹。发热无汗，利必自止。若不止，必便脓血。便脓血者，其喉不痹。原文

阴液泄于外，火热炎于上。《内经》云：一阴一阳结，谓之喉痹。阴，厥阴也；阳，少阳也。下利不应有汗，有汗则阳热反从汗上升。陈氏

“厥阴篇”中，阴阳胜复，平应则吉，固不可太过，亦不可不及。如伤寒先厥后发热，此其阳复，佳兆也，故利者必自止。若其人真阳素亏，则必不及。不及则阳不能进而与厥平应，此阴过胜，不容阳复也。阴进阳退，所以见厥复利。若其人真阳素旺，则必太过，太过

则阳亢而不容阴复也。而阳胜之中，又有不同。利止反汗出咽痛者，风邪挟热上攻而为喉痹。以风性上升，主升故也。其发热、无汗、便脓血者，为寒邪挟热下攻。以寒性下行，主降故也。便脓血者，其喉不痹，风寒不同道也。然此证当于有汗、无汗处着眼，风伤卫有汗，寒伤营无汗。至于治法，当从本气。厥利者，宜破阴而行阳；便脓血、喉痹者，又宜破阳而行阴，是一定之法也。舒氏

伤寒，一二日至四五日而厥者，必发热，前热者后必厥，厥深者热亦深，厥微者热亦微。厥应下之，而反发汗者，必口伤烂赤。原文

沈尧封曰：厥深热深，厥微热微，犹言寒重则发热亦重，寒轻则发热亦轻也。故下文即论厥少热多、厥多热少。盖厥阴为三阴之尽，病及此者，必阴阳错杂。况厥阴于卦为震，一阳居二阴之下，是其本象，则阳泛于上，阴伏于下，而下寒上热之证作矣。厥者，逆也。下气逆上，即是孤阳上泛。凡吐蛔、气上撞心，皆是过升之病，治宜下降其逆上之阳，取《内经》“高者抑之”之义。至其下法，非必硝、黄攻克实热，即乌梅丸一方已具矣。厥之日期深者，则发热亦深，如上文“厥九日热亦九日”是也；厥之日期微者，则发热亦微，如下文“厥五日热亦五日”是也。夫一二日厥者，厥在太阳，宜从汗解；四五日厥者，厥在太阴，宜从下解。张氏

前云“诸四逆者不可下”，此文“厥应下之”，其辨甚微。盖先四逆而后厥与先发热而后厥者，其来迥异。喻氏

厥应下之之法，非如阳明内结用承气之法也。但可黄连、阿胶、石膏、知母之类，破阳行阴，但下其热，非夺其结也。舒氏

伤寒病，厥五日，热亦五日。设六日当复厥，不厥者自愈。厥终不过五日，以热五日，故知自愈。原文

阴阳胜复，厥逆平应，可以勿药自愈。舒氏

凡厥者，阴阳气不相顺接，便为厥。厥者，手足逆冷是也。原文

陈伯平云：本条推原致厥之故，用“凡”字冠首，则知不独言三阴之厥，并赅寒热二厥在内矣。阳受气于四肢，阴受气于五脏。寒厥则阳不与阴相顺接，热厥则阴不与阳相顺接也。或曰阴不与阳相顺接，当四肢烦热，何反逆冷？而不知热邪深入，阳气壅遏于里，不能外达于四肢，亦为厥冷。

前言“诸四逆厥”，此言“凡厥”，其义相同。十二经脉从阴出阳，由阳入阴，相为顺接，而气行于四肢，但手足逆冷，非若四逆之冷过肘膝也。张氏

脾为阴，四肢属脾。脾之阴与胃之阳不相顺接，亦主逆冷。喻氏

四肢以温和为顺，不温为逆。四肢作冷谓之逆，冷

过肘膝谓之厥。故曰厥者，四逆之极也。然有阴阳之不同。舒氏

伤寒，脉微而厥，至七八日肤冷，其人躁无暂安时者，此为脏厥，非为蛔厥也。蛔厥者，其人当吐蛔，今病者静而复时烦，此为脏寒，蛔上入其膈①，故烦。须臾复止，得食而呕又烦者，蛔闻食臭出，其人常②自吐蛔。蛔厥者，乌梅丸主之。又主久利方。原文

以少阴之肾厥，陪出厥阴之蛔厥。厥阴证，非厥即利。此方不但可以治厥，而并可以治利。凡阴阳不相顺接厥而下利之证，亦不能舍此而求方。陈氏

此条微旨，千百年来全无识者。昌总括大意，挈出肾阳、胃阳两端。脏厥者，正指肾阳言也；蛔厥者，正指胃阳言也。

按：条中并无些微热象，何得谬指为阴阳错杂耶？乌梅丸方，杂乱无章，不足为法。若蛔因寒动，温之则愈；蛔因火动，凉之则除；若为阴阳错杂，或表热里寒，则宜阴阳表里，酌而用之，丝丝入扣，如此不通之方何取乎？末又云"又主久利"，尤谬。久利多属虚寒滑脱，当温补兜涩。此方何用？况又未挈明证之属虚、属实，知其所言"久利"，果何证耶？叔和误人甚矣。舒氏

---

① 其膈：原无，据《伤寒论》补。
② 常：原作"当"，据《伤寒论》改。

按：此条于文理亦甚不连贯。脏厥既属少阴，亦是一大证候，何以“少阴篇”中无此专条？即如修园解之为借宾定主，何以借来即抛去，不略为安置，稍参治法耶？又云“此为脏寒”，然则上云“此为脏厥”者，厥非寒耶？“脏厥”之“脏”，修园谓为少阴，然则“脏寒”之“脏”，系何脏耶？若谓厥阴，然则是肝寒矣。全条中欠分晓处殊多，不免有阙误之可疑。舒氏驳之，诚快人哉！弃叟

乌梅丸

乌梅三百个　**细辛**六两　**干姜**十两　**黄连**一斤　**人参**六两　**当归**四两　**附子**六两　**炒川椒**四两　**桂枝**六两　**黄柏**六两

上，十味[①]，异捣筛，合治之，以苦酒浸乌梅一宿，去核，蒸之五斗米下[②]，饭熟[③]捣成泥，和药令相得，纳臼中，与蜜杵二千下，圆如梧子大。先食饮服十丸，日三服，稍加至二十丸。禁生冷、滑物、臭食等。

伤寒，热少厥微，指头寒，默默不欲食，烦躁，数日，小便利，色白者，此热除也。欲得食，其病为愈。若厥而呕，胸胁满者，其后必便血。原文

《内经》云：阴络伤，则便血。

此阳厥证之最轻者也。“数日”二字宜玩，恐有变

① 上，十味：原无，据《伤寒论》补。
② 下：原作“上”，形近而误，据《伤寒论》改。
③ 熟：原作“热”，形近而误，据《伤寒论》改。

证，不可因热微而忽之，此“厥应下之”之法，当审用于此数日内矣。若无变证，但见小便利，是阴复津回，故曰“此热除也”。“欲得食”对“不欲食”看，故病愈。若更加呕与胸胁满烦，则阳过胜，微阴安能复乎？是必小便短赤，其热不除。然则“厥应下之”之法，既失之于数日之前，此时不可再失矣。岂可坐听其逼迫微阴而便血乎？舒氏

病者手足厥冷，言我不结胸，小腹满，按之痛者，此冷结在膀胱关元也。原文。脐下四寸为中极，三寸为关元。少阴之气出于中极，循关元而上，厥阴之脉过阴器，抵少腹。

阳邪必结于阳，阴邪必结于阴。关元，极阴之位也。阴邪下结，则其当用温、用灸可知矣。喻氏

伤寒，发热四日，厥反三日，复热四日，厥少热多，其病当愈。四日至七日，热不除者，其后必便脓血。原文

厥阴病多有便血者，以厥阴主包络而主血也。《内经》云：人之伤于寒也，则为病热。热虽甚不死，是伤寒以热为贵也。陈氏

伤寒，厥四日，热反三日，复厥五日，其病为进。寒多热少，阳气退，故为进也。原文

陈伯平云：仲景以热多为病愈，厥多为病进者，是论病机之进退，以厥为热邪向内，热为热邪向外。凡外来客热，向内为进，向外为退也。

热多于厥者，为阳胜。阳胜者，患热不除，热除则愈，此阳退而阴复也；若热久不除，伤阴而便脓血，阳亢阴不能复也。厥多于热者，为阴胜。阴胜者，患者不能发热，热多厥少，其病退，此阳进欲愈、阴退而阳复也；厥多热少，其病进，此阳不复而阴进未愈也。总之，阳恶热而阴喜热，理在是，治法亦在是矣。舒氏

伤寒六七日，脉微，手足厥冷，烦躁，灸厥阴不还者，死。原文

张令韶云：灸厥阴，宜灸荥穴、会穴、关元、百会等处。荥者，行间穴也，在足大指中缝间；会者，章门也，在季胁之端，乃厥阴少阳之会；关元，在脐下三寸，足三阴经脉之会；百会，在顶上中央，厥阴督脉之会。

沈丹彩云：可灸大冲二穴，在足大指下后二寸陷中。灸三壮。系厥阴之所注也。

伤寒，发热，下利，厥逆，躁不得卧者，死。原文

身虽发热，手足反见厥逆，孤阳外越，独阴不能守，阴盛格阳，主死。陈氏

此阳明土气内绝也。发热，阳气外浮；下利，阴液下泄；厥逆，土气内虚；躁不得卧、不食，胃气不和。张氏

按：此条厥为真寒，热为假热，里阴胜而格阳于外。然有假热，真阳尚在躯壳，纵兼下利，犹可为也。

若加躁不得卧，阴亦竭矣，其阳未由而回，故主死也。舒氏

伤寒，发热，下利至甚，厥不止[①]者，死。原文

即《金匮》所云：六腑气绝于外者，手足寒；五脏气绝于内者，利下不禁。陈氏

厥证，但发热则不死。以邪出于表，下利自止也。若反下利，厥逆烦躁，则其发热，又为阳气外散之候，阴阳两绝，主死。喻氏

发热者，真阳未减，尚可为也。亟当温经止泻以回其厥，厥不止，阳绝也，故主死。舒氏

伤寒六七日，不利，便发热而利，其人汗出不止者，死。有阴无阳故也。原文

三焦并竭，故死。以其惟有厥阴之阴，而无少阳之阳也。张氏

陆氏曰：便发热者，便有出而不还之意。论中字无轻下者。

以上数条厥利证中，皆未言腹痛，疑有阙文。然未有不腹痛者也。舒氏

伤寒五六日，不结胸，腹濡，脉虚，复厥者，不可下。此为亡血，下之死。原文

此不伤于气而伤于血。陈氏

---

① 不止：原无，据《伤寒论》补。

此厥阴所以无大下之法，而血虚之人，尤以大下为戒。喻氏

此条腹濡、脉虚、复厥者，阳虚阴盛也。何得谓之亡血？亡血者，阴虚也。阴虚当发热，何得复厥？其矛盾令人不解。舒氏

发热而厥，七日，下利者，为难治。原文

发热而厥，并不下利，乃阳厥证也。复见下利，其厥通矣。何为难治？若阴厥，必厥利先见，而后格阳于外，乃发热而厥利转加，斯为难治。然此发热，又非阳复者比，若发而阳复，厥利必自止。原文未清其绪，兹并辨之。舒氏

伤寒脉促，手足厥逆者，可灸之。原文。厥阴之井、荥、经、俞等穴。

知其阳盛脉促之假，阴盛厥逆之真，但于指下重按有力、无力辨之。陈氏

脉促而厥，其曰“可灸”者，厥阴首重生阳也。张氏

其阳为阴邪埋没，不能得出，急宜灸之以通其阳。喻氏

伤寒脉滑而厥者，里有热也，白虎汤主之。原文

然必烦渴引饮，乃为白虎之对证。陈氏

舒帝锡曰：未见汗出、恶热、烦渴等证，何得妄投白虎汤？设兼目瞑倦卧、身重、恶寒、少气懒言等证，

则阴厥也。滑为里热之说，谬甚。

手足厥寒，脉细欲绝者，当归四逆汤主之。若其人内有久寒者，宜当归四逆加吴茱萸生姜汤主之。原文

久寒，即寒疝、癥瘕之属。陈氏

沈尧封云：微者，薄也，属阳气虚；细者，小也，属阴血虚。盖荣行脉中，阴血虚则实其中者少，脉故小；卫行脉外，阳气虚则约乎外者怯，脉故薄。当归四逆，补血之剂也。

何鹤龄曰：心包主血，亦主脉。血不四布，则手足厥寒，不能横通经脉，则脉细欲绝。

按：手足厥寒者，阳微阴盛也；脉细欲绝者，元气内虚也。法宜参、芪、桂、附以补元阳，岂可谬用归、芍更滋其阴，桂枝、细辛愈伤其阳乎？此皆后人伪撰。舒氏

当归四逆汤

当归三两　**桂枝**三两　**芍药**三两　**细辛**三两　**大枣**二十五个　**炙甘草**二两　**木通**二两

水八升，煮取三升，去滓，服一升，日三服。

当归四逆加吴茱萸生姜汤

即前方加吴萸半升　**生姜**三两

水六升，清酒六升，煮取五升，去滓，分温五服。

大汗出，热不去，内拘急，四肢疼，又下利，厥逆而恶寒者，四逆汤主之。原文

按：阴邪直中，埋没真阳，肌肤冻冽无汗，或爪甲青黑，唇青，舌缩，与夫浑身青紫成块，身重如压者，皆阴盛而阳不虚也。法主生附以驱其阴，熟附不中用也。若真阳外亡，身微热而多汗，或眩，眼花，神思恍惚者，皆阳虚而阴不盛也。法主熟附以回其阳，又非生附之所能。又常见面皖白而肤冷，青紫成团，见于足而足不能移，见于臂而手不能举，现于腮而口不能言，且牙龈冻冽溃烂，然又时而心悸，昏眩欲绝，此为阳虚阴盛并见也。吾以生、熟附子并用，更加参、芪、鹿茸等药以固其脱，历两旬而痊愈。如此条大汗出者，真阳外亡也；热不去者，微阳尚在躯壳也；内拘急者，阴寒内结也；四肢痛者，阴邪侵入关节也；兼之下利、厥逆而恶寒，在里又纯阴也。合而言之，亦属阳虚与阴邪并见，法宜生、熟附并用，更加黄芪、白术以助来复之阳，则庶乎有当矣。若单用四逆汤，于法尚欠。舒氏

陈伯平云：仲景辨阳经之病，以恶热、不便为里实；辨阴经之病，以恶寒、下利为里虚。不可不知。

大汗，若大下利而厥冷者，四逆汤主之。原文

陈师亮云：表阳、里阳均有就亡之象，何以不列于死证中？玩其不言几日，知是阴寒骤中，邪虽盛，正气初伤，不比久病者，急急温之，犹可望生。

此等有汗之证，俱当用熟附，非生附所宜，一定不易之法。舒氏

此证无外热相错，其为阴寒易明。然既云大汗、大下，则阴津亦亡。但此际不得不以救阳为急，阳回乃可徐救其阴。喻氏

救阴非熟地之类，四逆汤加人参足矣。陈氏

病人手足厥冷，脉乍紧者，邪结在胸中，心下满而烦，饥不能食者，病在胸中，当须吐之，宜瓜蒂散。原文

此言痰之为厥也。不病阴脏之虚寒，而病胸中之阳位，故吐去之。陈氏

按：此因痰饮壅塞胸中，阳气不得四布而致厥。法当宣畅胸膈，温中散结，以驱其痰，而厥自通。岂可更用吐法，以伤其中乎？舒氏

伤寒，厥而心下悸者，宜治其水，当服茯苓甘草汤。却治其厥，不尔，水渍入胃，必作利也。原文

魏念廷[1]云：病至厥阴，以阳升为欲愈，以下陷为危机。所以先治下利为第一义。

按：此证宜用桂、苓、术、附、砂、半等药，茯苓甘草汤不中也。舒氏

伤寒六七日，大下后，寸口脉沉而迟，手足厥逆，下部脉不至，咽喉不利，唾脓血，泄利不止者，为难

---

① 魏念廷：即魏荔彤，字念庭，清代柏乡（今河北赵县）人。幼读儒书，通天文历算，兼通医术。钻研张仲景之学，撰有《伤寒论本义》、《金匮要略本义》等书，对仲景之学有所发挥。

治，麻黄升麻汤主之。原文

钱天来[①]云：厥阴为含阳之体，阳气藏于至阴之中，乃阴之极处。厥阴标本中见之气皆病，不得其法以治之，则束手待毙。故曰“此为难治”。张氏

大下之后，阳气陷入阴中，下部脉不至，阴气亦复衰竭。咽喉不利，吐脓血，是成肺痿。《金匮》曰“肺痿得之被快药下利，重亡津液者”是也。喻氏

按：此为阴阳错杂之邪，治法仍宜兼理脾健胃，宣畅胸膈；兼以养阴清燥，清热豁痰；更兼温经止泄，而病自愈。麻黄升麻汤不合也，且“厥阴篇”中，不得以太阳阳明之药主汤之名，适足以乱仲景之例耳。舒氏

麻黄升麻汤

麻黄二两半　**升麻**一两一分　**当归**一两一分　**知母**　**黄芩**　**葳[②]蕤**各十八铢　**石膏**　**白术**　**干姜**　**芍药**　**天冬**　**桂枝**　**茯苓**　**炙甘草**各六铢

水一斗，先煮麻黄一两沸，去上沫，纳诸药，煮取三升，去滓，分温三服，相去如炊三斗米顷，令尽。汗出愈。

---

① 钱天来：即钱潢，一名虚白，字天来，清代虞山（今江苏常熟附近）人。尊崇《内经》、《伤寒论》，认为张仲景之方，无能逾越其矩度者，而王叔和之编次、成无己等之注释，皆附己意而有失仲景原意。主张仲景之学当上溯《素问》、《灵枢》，故撰《重编张仲景伤寒证治发明溯源集》一书。

② 葳：原作“姜”，据《伤寒论》改。

伤寒四五日，腹中痛，若转气下趋少腹者，此欲自利也。原文

腹中痛多属虚寒，与腹中实满不同。若更转气下趋少腹，则必自利。医者图功于早，当不至此。喻氏

伤寒本自寒下，医复吐之，寒格，更逆吐下，若食入口即吐，干姜黄连黄芩人参汤主之。原文

此厥阴因吐、下而为格阳证也。若汤水不得入口，去干姜，加生姜汁少许，徐徐呷之，少变方法屡验。陈氏

此条方药，殊觉不合。其人本寒又误吐、下，条中又无热证，纯阴无阳，且又直指之曰"寒格"，何以方中之药偏重于寒乎？舒氏

干姜黄连黄芩人参汤

四味各三两

水六升，煮取二升，去滓，分温再服。

下利，有微热而渴，脉弱者，今自愈。原文

下利，脉数，有微热汗出，今自愈。设复紧，为未解。原文

上两条均言得中见之气化。

下利，手足厥冷，无脉者，灸之。不温，若脉不还，反微喘者，死。少阴负趺阳者，为顺也。原文

少阴负趺阳，戊癸合化之义。负，戴也。

与"少阴病六七日，息高者死"正同。

下利，寸脉反浮数，尺中自涩者，必清脓血。原文

清者，便数后重之意。清、圊同义。

热伤手厥阴，心包主血，阳盛阴虚，逼血下行。陈氏

下利清谷，不可攻表，汗出必胀满。原文

《经》云：脏寒生胀满。本《论》凡言“下利清谷”者，皆属少阴下利。

虚冷之极，里阳已自孤危，得汗未有不脱者也，胀满亦云幸矣。故一切腹痛、呕泄诸证，严戒不可发汗。舒氏

下利，脉沉弦者，下重也。脉大者，为未止。脉微弱数者，为欲自止。虽发热，不死。原文

下重是火邪下迫于肛门，然亦有木气不升者。喻嘉言借用小柴胡汤，亦是巧思暗合。即《局方》[1] 人参败毒散，亦颇有意义。陈氏

里急后重之证，即所谓“利证”也。脉微弱数，虽

---

① 《局方》：即《太平惠民和剂局方》，又名《和剂局方》。宋神宗元丰年间（1078～1085）已有和剂局、惠民局之设，专司药物制剂。至徽宗崇宁年间（1102～1106），药局拟定了制剂规范，称《和剂局方》。大观时（1107～1110），医官陈承、裴宗元、陈师文曾加校正。分5卷，21门，收279方。宋南渡后，绍兴18年（1148）药局改称“太平惠民局”，因此《和剂局方》也改称《大平惠民和剂局方》。其后陆续添补绍兴、宝庆、淳祐年间方等，改为10卷。分诸风、伤寒、痰饮、诸虚等14门，每方之后，详列主治证候，其中名方很多，诸如至宝丹、牛黄清心丸、苏合香丸、紫雪丹以及妇科常用四物汤、逍遥散，儿科常用方五福化毒丹、肥儿丸等均出于此书。另外，该书还附有南宋太医助教许洪所编《指南总论》三卷，专论药物炮炙和修治。

发热不死，即脉大、身热者，其死可知。喻氏

厥阴下利，法当分辨阴阳，确有所据，对证用药，无不立应。但言脉者，玄渺难凭，吾不敢从。舒氏

下利，脉沉而迟，其人面少赤，身有微热，下利清谷者，必郁冒汗出而解，病人必微厥。所以然者，其面戴阳，下虚故也。原文

“汗出而解”四字大误。喻氏有言曰：胃阳发露，则能食而为除中；肾阳发露，则面赤而为戴阳。里阴盛而格阳于上，微阳一线仅存，汗出而阳散矣。何得谓“汗出而解”？舒氏

下利，脉数而渴者，今自愈。设不瘥，必圊脓血，以有热故也。原文

三焦少阳属火，心包厥阴亦属火，两火相并而热。陈氏

按：厥阴下利，阳复则愈。微热而渴，脉数而渴，皆阳复征验，故皆曰“今自愈”。以邪去阳复而无偏胜也。设不瘥，则阳有余，必伤阴而圊脓血。舒氏

下利后，脉绝，手足厥冷，晬时脉还，手足温者生，脉不还者死。原文

脉生于中焦，而注于手太阴，终于足厥阴，行阳行阴，各二十五度，漏水下百刻，一周循环，至五十度而复大会于手太阴。故脉还与不还，必视乎晬时也。陈氏

此条脉绝，非下利后之事也。必厥逆时已自无脉。

今利止后，晬时脉当还，手足当温，所谓“阳回利止则生”。若阴尽利止，无论晬时，其脉终不能还也。舒氏

按：此下利，应是暴迫下注之证，一时奔迫无度，脉为之伏，手足为之厥冷。止后，渐渐阳复脉回，肢温者有之。若病已数日，至脉绝肢冷者，断无可还之理。盖阳气已亡，非比暴病之阳气顿遭挫折者，尚可望还也。此种证曾屡见之，速用灸法，并大温补之剂，可救十中之六七。惟灸最速，屡有数小时渐渐肢温脉出者，此为脉伏，非绝也。绝则不能续矣。弃叟

伤寒，下利，日十余行，脉反实者，死。原文

正虚邪实，脉无柔和之象，胃气亡矣。

下利清谷，里寒外热，汗出而厥者，通脉四逆汤主之。原文

阴寒内拒，孤阳外越，与“少阴篇”中之四逆证相似。陈氏

“少阴篇”已用此法矣。通之，正所以收之也。不然，岂有汗出而反加葱白之理哉？喻氏

下利清谷等证，是阴寒盛极而格阳于外，所幸者，外热尚在，阳未全亡。如竟不热，其阳绝矣，无能为也。法以回阳为急，四逆且不可用，岂可更加葱白，以助其散而速亡其阳耶？舒氏

热利下重者，白头翁汤主之。原文

白头翁，《本经》：苦温，主治温疟。隐庵谓与柴胡

同类，柴胡中检根上有白茸者是，功用与柴胡同。

按：此条热利，何以知其属厥阴？有属阳明者，有属少阴者，其间必有辨焉。若无确据，贻误非轻。慎之！慎之！舒氏

白头翁汤

白头翁二两　**黄连**　**黄柏**　**秦皮**各三两

水七升，煮取二升，去滓，温服一升。不愈，更服一升。

舒氏曰：白头翁汤之制，吾不知其肯要[①]，诸家注释，全不合理。谓白头翁走阳明血分，误矣。仲景用之于厥阴，阳明未常用也。又曰：连、柏能坚肾厚肠，尤属荒唐。肠厚与薄，何以辨之？将谓肠薄者大便滑泄乎？滑泄者，当温中健脾以止其泄，寒凉不可用也。若谓大便结燥乎，则当滋阴润燥以去其结，苦寒性燥，不可以燥益燥也。至于坚肾之说，尤谬。凡真阳旺者，肾气坚强；不坚者，必其阳虚也。法当大补其阳，岂可更用凉泻乎？何人创此不通之言，复有不通之辈，纷纷信从，殊属可笑。

下利腹胀满，身体疼痛者，先温其里，乃攻其表。温里宜四逆汤，攻表宜桂枝汤。原文

此与“太阳篇”中“下利身痛、先里后表”之法

① 肯要：要点，关键。

同。喻氏

按：下利腹胀满，已自阳虚而阴凑矣。身体疼痛者，阴邪阻滞经脉也。法当助阳理中，温醒脾胃，并无太阳表证，不可妄用桂枝汤。仲景必无此法。舒氏

下利，欲饮水者，以有热故也。白头翁汤主之。原文

此条但以“欲饮水”三字，断为有热，粗疏极矣。盖口渴欲饮，有为火盛者，亦有火衰者，当以六经之法辨之。舒氏

下利谵语者，有燥屎也。宜小承气汤。原文

与阳明经谵语有燥屎正同。厥阴脏寒，所以但用小承气。喻氏

按：热结旁流之证，上实下虚也。法当用附子汤合小承气汤，以除燥结，兼理虚寒。单用小承气，非法也。然下利谵语，必并见舌苔干燥，恶热不眠，方知为胃有宿结。若见舌苔冷滑，恶寒多汗，声低息短者，乃为气虚阳脱，神魂无主，急当回阳止泄，以固其脱，承气大不可用也。舒氏

下利更烦，按之心下濡者，为虚烦也。宜栀子豉汤。原文

既利复吐之，上争下夺，得不虑中气之断乎？慎之！慎之！舒氏

呕家有痈脓者，不可治呕，脓尽自愈。原文

不可治呕，言不可以辛散之品治之也。张氏

厥阴之邪上逆，干呕，吐涎沫，可用吴萸汤以下其逆。若热气有余，结而为痈，溃出脓血，即不可复治呕。正恐人亦以吴萸汤治之耳。识此意者，用辛凉以开提疏壅，亦何不可哉？喻氏

呕而脉弱，小便复利，身有微热，见厥者，难治。四逆汤主之。原文

程郊倩曰：此证有阴无阳，上不纳而下不固，身微热而见厥，阴寒内迫，微阳外越，故为难治。法以回阳为急，但方中生附，当以熟附易之。

干呕，吐涎沫，头痛者，吴茱萸汤主之。原文

厥阴之脉，挟胃上巅。阴寒极盛，津液为寒气绊逆而上，故呕皆涎沫而无饮食。方中无治头痛之药，以头痛因气逆上冲，止呕即所以治头痛也。陈氏

按：此条多一“干”字，既吐涎沫，何为干呕？宜用吴萸汤加砂仁、半夏、附、桂。然而六经皆有头痛，详见“六经定法”。舒氏

呕而发热者，小柴胡汤主之。原文

“发热”二字，应是寒热往来。邪在厥阴，惟恐其厥逆下利，若呕而发热，是脏邪还腑，自阴出阳，故当从少阳法治之。陈氏

按：此证必兼口苦、咽干、目赤，否则方内当去黄芩。舒氏

伤寒，大吐大下之，极虚，复极汗出者，其人外气拂郁，复与之水，以发其汗，因得哕。所以然者，胃中寒冷故也。原文

伤寒，哕而腹满，视其前后，知何部不利，利之即愈。原文

《伤寒论汇注精华》卷七

辨阴阳易瘥后劳复脉证

伤寒阴阳易之为病，其人身体重，少气，少腹里急，或引阴中拘挛，热上冲胸，头重不欲举，眼中生花，膝胫拘急者，烧裈散主之。原文

毒从前阴入，伤奇经冲、任、督三脉，而为阴阳易之病。

以同气相求之义，服之小便利，阴头微肿，毒气出矣。喻氏

此条见证，无非得之少阴肾虚，未必即新瘥人之病也。法用参、芪、术、附、姜、桂、故纸等药，且恐非裈裆之所能。然无病之人，不应有此虚证，于鄙心不能无疑。舒氏

烧裈散

取妇人裈近隐处，剪一块烧灰，以水和服方寸匕，日三服。小便即利，阴头微肿，则愈。

大病瘥后，劳复者，枳实栀子豉汤主之。若有宿食者，加大黄如博棋子大五六枚。原文

劳复，如因言语、思虑、迎送、梳澡之类，复生余热也。食复者，《内经》所谓“多食则复”、“食肉则遗”是也。若犯房病，名女劳复，华元化[1]谓为必死。予随证以大剂调入烧裈散救之。陈氏

按：所言劳复者，何所指？必问从前何经之病，何药而愈，今复病与前同异，何得即投枳实栀子豉汤？于理不合。舒氏

枳实栀子豉汤

炙枳实三枚　**栀子**十四枚　**豉**一升

以清浆水七升，煮取四升，入枳实、栀子，煮取二升，下豉，煮五六沸，去滓，温分再服，覆令微似汗。清浆水是淘米水，二三日外味微酸，取安胃兼清肝火。一说取净黄土，以水搅匀，澄之，取其清者，欲藉土气以入胃耳。

伤寒瘥以后，更发热者，小柴胡汤主之。脉浮者，以汗解之。脉沉实者，以下解之。原文

外无表证，脉浮亦不宜妄表；内无阳明腑证，即脉沉实，亦不宜妄下。叔和伪撰，不通之至。舒氏

大病瘥后，从腰以下有水气者，牡蛎泽泻散主之。原文

按：病后水肿，乃脾胃气虚，不能升清降浊；肾气涣散，膀胱气化不行，水邪泛滥。宜砂、蔻、椒、半宣畅胸脾，附子温经，肉桂化气，桔梗开提，生姜升散，

① 华元华：即华佗。

兼服斩关丸开通其塞。俟小便略长，饮食稍进，再用参、芪、苓、术以补中气，其肿渐消。更加鹿鞭大补肾阳，故纸收纳肾气，多服自愈。若泽泻散，大散元气，断不可用。舒氏

胀满过甚，药不奏效，用纸卷艾绒，于头顶百会穴上，隔生姜一片，灸数次，以升其阳而化其气，必效。甚至肾囊[①]胀满，更于脐下直焠灯火七壮，接引顶上艾火，其效更速。舒氏

牡蛎泽泻散

牡蛎　泽泻　瓜蒌根　蜀漆　葶苈　商陆根　海藻

以上各药等分，捣为散，白饮和下方寸匕。小便利，止后服。日三次。

大病瘥后，喜唾，久不了了，胃上有寒，当以丸药温之，宜理中丸。原文

此脾胃俱虚，不能摄津液，致涎沫涌上。

愚意更当加砂仁、半夏，开胃散逆。舒氏

伤寒解后，虚羸少气，气逆欲吐者，竹叶石膏汤主之。原文

病后元气衰乏，肾气不足，属少阴；气逆欲吐，脾虚不能摄饮，饮邪上逆，属太阴。法宜参、芪、砂、半、故纸等药，扶阳补气，理脾逐饮。条中并无烦热等

---

① 肾囊：阴囊。

证，何得妄投寒凉，克伐真阳，损伤中气乎？仲景必无此法。舒氏

病人脉已解，而日暮微烦，以病新瘥，人强与谷，脾胃气尚弱，不能消谷，故令微烦。损谷即愈。原文

凡病人起居、饮食、坐卧，俱听其自然，不可强勉。以非其所欲，反逆其性而不安矣。陈氏

合上各条观之，病瘥后，凡用汗、下、和、温之法，但师其意，不宜泥其方，恐元气精津久耗，不能胜药耳。岂但不能胜药，抑且不能胜谷，故损谷则病愈，而用药自当减损，更可识矣。喻氏

《伤寒论汇注精华》卷八

辨痉[1]湿暍脉证

伤寒所致太阳痉、湿、暍三种，宜应别论，以为与伤寒相似，故此见之。

言三种所因虽不同，而俱伤太阳之气，与伤寒相似，故于伤寒之后见之。陈氏　痓[2]，充至切。暍，音竭。

六淫之邪，风居其首，故“太阳篇”先论中风，后论伤寒。此不言风而言痉，痉亦风病也。张氏

太阳病，发热无汗，反恶寒者，名曰刚痉。《金匮》有方。

中风之病，入于经俞，则强急反张、动摇、口噤而为痉。陈氏

风伤太阳，标本皆病，不得津液以相滋，故名刚痉。张氏

太阳病，发热汗出，不恶寒者，名曰柔痉。《金匮》有方。

---

① 痉：原作“痓”，古书“痓”字都为“痉”之讹字，迳改。下同。
② 痓：当作“痉”。此字未改，是因下有注音之故。

病标阳而无本寒之气，汗出则刚强稍折，故名曰柔痉。陈氏

风伤太阳之标阳，寒已化热，阴液外泄，而名柔痉。张氏

太阳病，发热脉沉而细者，名曰痉。《金匮》有“为难治”三字。

太阳表证，见少阴里脉，与寻常痉脉按之紧如弦、直上下行者不同。余著《金匮读》[①]论之甚详，而补其方，屡用屡验。陈氏

病太阳之气在表，脉见沉细，则从太阳而入少阴矣。张氏

太阳病，发汗太多，因致痉。

发汗太多，则表风外虚，津液内竭，此推原所以致痉之由。张氏

汗即血也。血虚无以荣养经脉，故痉。可以推之产后、金疮一切血虚之证矣。陈氏

病身热足寒，颈项强急，恶寒，时头热，面赤，目赤，独头面摇，卒口噤，背反张者，痉之病也。

形容痉病之象，以明不与伤寒中风同。陈氏

凡痉病，必有头面摇、卒口噤、背反张诸证。张氏

太阳病，关节疼痛而烦，脉沉而细者，此名湿痹。

---

① 《金匮读》：陈修园无《金匮读》之著作，疑指氏著《金匮要略浅注》。

湿痹之候，其人小便不利，大便反快，但当利其小便。

此湿流关节之病。湿有清浊之别，天气雾露之湿，为湿之清者，当以微似汗解之；地气雨水之湿，为湿之浊者，但当利小便。陈氏

湿痹之候，则肌腠之气，不能外通皮毛，内合三焦，故小便不利。张氏

湿家之为病，一身尽痛，发热，身色如熏黄也。

熏黄，如烟熏之状，黄而带黑。阳黄，明亮；阴黄，暗黄。仲师《金匮》有五苓散加茵陈，本《论》有茵陈蒿汤等方，不可不辨。陈氏

湿家，其人但头汗出，背强，欲得覆被向火。若下之早则哕，胸满，小便不利，舌上如苔者，以丹田有热，胸中有寒，渴欲得水而不能饮，则口燥烦也。

愚按：此条诸家解释均未能善，概置不录。所以然者，无非“丹田有热”四字惑之耳。鄙见头汗出，阳气被阴邪逼迫于上，不能下行也；背强、欲覆被向火，太阳之本气为标阳所遏也；下之哕，伤胃阳也；胸满则结胸之意；小便不利、舌上如苔，膀胱气化不行，胃中浊气阻滞也；欲得水而不能饮，此则胃气不能输布津液，非真有热，故不能饮耳。本身之真阳被下而陷于下极，微阳陷于群阴之中，故觉热非真有热也。法宜破阴以舒发下陷之阳，使得腾达，方为合治。识此以质诸世之高明焉。弃叟

湿家，下之，额上汗出，微喘，小便利者死。若下利不止者，亦死。

阳明之脉交额中，下之而胃气绝，真液上泛，太阳之气与肺相合，下伤太阳，而真气上脱。三焦司决渎，下伤少阳，而津液下注，三阳气绝，上下脱离。陈氏

问曰：风湿相搏，一身尽疼痛，法当汗出而解，值天阴雨不止，医云此可发汗，汗之不愈者，何也？答曰：发其汗，汗大出者，但风气去，湿气在，是故不愈也。若治风湿者，发其汗，但微微似欲汗出者，风湿俱去也。

风胜为行痹，湿胜为着痹。一属阳，一属阴。大汗不愈者，风为阳邪，风去阳气衰，阴邪独甚也。微微汗，则阴阳两不相负矣，其病当愈。陈氏

湿家病身上疼痛，发热，面黄而喘，头痛鼻塞而烦，其脉大，自能饮食，腹中和无病，病在头中寒湿[①]，故鼻塞，纳药鼻中则愈。

寒湿伤于高表，通其空窍自愈。陈氏

三阳之脉，上行于头，身半以上，天气主之。张氏

病者一身尽疼，发热，日晡所剧者，此名风湿。此病伤于汗出当风，或久伤取冷所致也。

钱天来云：汗出当风，不得出透，以离经之汁液，

---

① 湿：原作“塞“，据《金匮要略》改。

既不得外出皮毛，又不能内返经络，留于肌腠而为湿。《金匮》用麻黄杏仁薏米甘草汤。

太阳中热者，暍是也。其人汗出恶寒，身热而渴也。

暍者，暑也。太阳以寒为本，故恶寒。暑热之邪，内合太阳之标热，故身热而渴。《金匮》用白虎加人参汤。陈氏

太阳中暍者，身热疼重，而脉微弱。此以夏月伤冷水，水行皮中所致也。

此言暑热常合湿邪为病。《金匮》治以一物瓜蒂散，后人推广其义，用五苓散、大顺散、小半夏茯苓汤、十味香薷饮、白虎加苍术汤，皆兼治湿也。陈氏

太阳中暑，因于热矣。今人治暑，辄用清凉，不知寒暑皆外邪，中于阳而阳气盛，则寒亦为热；中于阳而阳气虚，则暑亦为寒；若中于阴，无论寒暑，皆为阴证。邪之中人，随人身六气之阴阳虚实而旋转变化，非必伤寒为阴，而中暑为阳也。张氏

太阳中暍者，发热恶寒，身重而疼痛，其脉弦细芤迟，小便已，洒洒然毛耸，手足逆冷，小有劳，身即热，口开，前板齿燥。若发汗，则恶寒盛；加温针，则发热盛；数下之，则淋甚。

此言中暍之阴证。“小有劳”三句，是虚而有热之见证。陈氏

《伤寒论汇注精华》卷九

辨霍乱病脉证并治法

问曰：病有霍乱者何？答曰：呕吐而利，名曰霍乱。

伤寒从外而内，霍乱从内而外，由邪实于胃，而脾气内虚，转输不力，吐利一时并发。张氏

问曰：病发热头痛，身疼恶寒，吐利者，此属何病？答曰：此名霍乱。自吐下，又利止，复更发热也。

此言霍乱之邪，内外俱病，吐利止，复发热，霍乱转为伤寒。陈氏

伤寒，其脉微涩者，本是霍乱，今更伤寒，却四五日，至阴经上，转入阴必利。本呕下利者，不可治也。欲似大便，而反矢气，仍不利者，属阳明也。便必硬，十三日愈。所以然者，经尽故也。

此言霍乱之邪，若从内而外，即是伤寒；内而益内，转入于阴，即为不治之证。陈氏

下利后，当便硬，硬则能食者愈。今反不能食，到后经中，颇能食，复过一经能食，过之一日当愈。不愈

者，不属阳明也。

恶寒，脉微而复利，利止，亡血也，四逆加人参汤主之。

中焦取汁，化而为血。下利则伤其中焦之气，血之根源亏矣。陈氏

四逆加人参汤[①]

即于四逆汤内，加人参一两。

霍乱，头痛，发热，身疼痛，热多欲饮水者，五苓散主之。寒多不用水者，理中丸主之。

内伤脾土，无论寒热，皆以助脾为主。陈氏

理中丸

人参　炙甘草　白术　干姜各三两

捣筛，为末，蜜和丸如鸡子黄大，以沸汤数合和一丸，研碎，温服之，日三服，夜二服。腹中未热，益至三四丸，然不及汤[②]。汤法：四味用水八升，煮取三升，去滓，温服一升，日三服。

加减法：

若脐上筑者，肾气动也。去术，加桂四两。

吐多者，去术，加生姜三两。

下多者，还用术。

---

① 四逆加人参汤：原无，据本书体例补。

② 汤：原作“沸”，即《伤寒论》改。

悸者，加茯苓二两。

渴欲得水者，加术，足前成四两半。

寒者，加干姜，足前成四两半。

腹满者，去术，加附子一枚。

服汤后，如食顷，饮热粥一升许，微自温，勿发揭衣被。

吐利止而身痛不休者，当消息和解其外，宜桂枝汤小和之。

内邪已解，在外之余邪未净。陈氏

愚意：经大吐利，气血俱伤，浑身经脉空虚，故身痛不休，似桂枝汤非的对之法。弃叟

吐利，汗出，发热，恶寒，四肢拘急，手足厥冷者，四逆汤主之。

此证尚可治者，在发热一证，为阳未尽亡。四逆助阳气以生阴液，方中宜倍用炙甘草，以味厚补阴。陈氏

既吐且利，小便复利而大汗出，下利清谷，内寒外热，脉微欲绝者，四逆汤主之。

内寒外热者，内有真寒，外形假热也。启少阴之生阳，和中焦之土气。张氏

吐已下断，汗出而厥，四肢拘急不解，脉微欲绝者，通脉四逆加猪胆汁汤主之。

阴阳气血俱虚，水谷津液俱竭，通脉四逆加猪胆汁汤生气而补血也。陈氏

风雨寒暑之邪，直入中焦，皆为霍乱。吐利太过，生气内伤，主四逆汤，救正而不论邪，无分寒与暑也。古只有四逆、理中二汤，后人补立藿香正气散，治微邪尚可，重证弗中也。张氏

愚意：四肢拘急，当是转筋之候，特将转未转之际耳。弃叟

吐利，发汗，脉平，小烦者，以新虚不胜谷气也。

人以胃气为本。《经》曰：得谷者昌，失谷者亡。霍乱吐利，胃气先伤，尤当顾之。陈氏

《经》云：谷入于胃，脉道乃行。又云：食气入胃，浊气归心，淫精于脉。新虚不胜谷气，此之谓也。张氏

跋一

读书贵心知其意，死煞句下则无益而有害。凡学术皆然，治医尤甚。不佞于丁巳始闻先生为某君愈中风重病，心焉慕之。嗣于友人处见先生所定方，以吾向日所读之书按之无一合者，而能起死回生，反复探讨，不得其故。询之老于医者，亦僅谓先生《伤寒》有工，夫卒莫能言其所以然也。然先生之方实不尽出自《伤寒》。谓先生长于《伤寒》固非，知先生抑亦未读《伤寒》者也。

去年与先生值于病家，大蒙青眼。余病重听，先生不以为恶，促膝谈移晷。所以诏余者良殷。然学浅质钝，虽耳提面命，卒多不审。返寓发箧陈书印证，所闻复不可得。于是斋宿而往请为弟子。先生示以所辑《伤寒汇注精[1]华》，拜受而归，读之数过，见所采各家学说陈修园、喻嘉言为多，而先生所最推崇者为舒驰远。舒氏说甚创其所用方药，强半为吾向者证之各书索解不得者。因于坊间购舒氏书读之。桂枝汤不当有芍药，麻

① 精：原作“菁”，据本书书名改。

黄附子细辛汤之细辛不可用，乌梅丸方药味庞杂不可为训，陷胸汤于误下之后更用下法，于理不可通。类是种种，皆未之前闻者也。凡治医当先读《伤寒》，《伤寒》未通，枝枝节节，读书虽多，终属外道。陈氏、喻氏皆以此为训，讵知通《伤寒》之难有非意拟所及者。盖旷代或遇一人，并世医林中实未易觏也。余尝上溯金元，杂取河间、戴人以下十数家书，反复研读，既又试之于病。凡小疾应手辄效，大病多不能治疗。其所以然之故，《伤寒》六经可解者，至三阳而止，一遇三阴，界说即不明了。因之《伤寒》方自麻、桂、青龙、三承气能详其用法，四逆、真武、通脉、复脉未能通晓其意，不敢以人命为试验矣。学识与经验如车之两轮，相辅而行者也。于三阴证既无学识，即于真武、通脉诸汤当然无有经验。虽毕生读书，毕生临诊，亦限于能治小疾，不能治大病也，是《伤寒》终不可通。《伤寒》不通，更何有于杂症。然且悬壶问世，则不得不以术欺人。于是，医者之人格堕落，医道之晦盲否塞，不可问矣。元和陆九芝先生撰《后汉书》“张机补传”，引吴兴莫枚叔之言曰：《伤寒杂病论》十六卷，后人改题曰《金匮玉函》。《外台》引之概称《伤寒》，唐慎微《证类本草[①]》引之概称《金匮》。当时以十六卷文繁而有删本二：其

① 证类本草：原作“类证本草”，据文义乙正。

一就原书删存要略，并为三卷，题曰《金匮玉函要略》，其一就原书存脉法及六经治法，又诸可、不可等十卷，题曰《伤寒论》，而削“杂病”二字，即今本《伤寒论》也。此书行，而十六卷之原文不可得见矣。林亿等又以所存三卷，去其上卷而分中、下二卷为三卷，题曰《金匮方论》，即今本《金匮要略》。此书行，而并删存之三卷亦不可复合矣云云。《伤寒论》，非仲景原书，更非叔和定本，斑斑可考。如此唐宋人于古书卷帙敢任意分割，书名则一再改题，书中方药必有讹传脱简之处无疑。若泥定《伤寒》为仲景之论，《伤寒》方为仲景之方，则有杀人而已矣。不仅此也，一孔之见，以为诸大家之书，亦复难信。河间刘守贞[①]以善治温病闻于世，乃所著六书不用一《伤寒》方，其双解、凉膈诸方皆窃取《伤寒论》中和解并用诸方，改头换面，避重就轻而成者。且全书用药偏凉，致后人纷纷聚讼，疑仲景偏温，又疑仲景别有温病论佚而不传。夫病在三阳，自非清凉疏散不愈，一入三阴，即有非温热不疗者。清凉疏解，葛根、芩、连是也；温热，萸、附、姜、桂是也。以吾近日所愈病证之，有今日用凉，明日当用温者；有上午用凉；下午当用温者。用则愈，不用则否。此即《内经》所谓奇之不足则偶之，偶之不足则反佐以取之。

① 刘守真：原作“刘守贞”，据文义乙转。

非谓漫无把握，叠用温凉尝试之谓也。曾是河间大医，乃不知此，著书垂后教人偏用凉药乎？昔叶天士负盖世盛名，其《医案》备诸恶浊。九芝先生谓天士不著书，《医案》乃其门弟子所为。前数年，上海有张聿青，余不识其人，而藏有《聿青医案》，恶浊甚于《叶案》。往遏先生，先生盛道聿青之能。余因言其《医案》，先生曰：是盖其门弟子所为，聿青之罪人也。天士、聿青去今未远，其书不可信乃如是。然则，金元以下诸家，年代窎远[1]，安知其可信哉？书不可信，师不易得。沈沈前古，茫茫后来，兴废继绝又安望矣？虽然，未之思也。昔喻嘉言创医界道统之说，自以为直继仲景。舒驰远为喻氏再传弟子，何以于喻氏之言多不相合？舒氏亦千百古名家之一人耳，先生何以推崇舒氏甚于其他各家？私意以为，能参透此中消息，衣钵即在其中；不能参透此中消息，读书万卷，总隔一层，纵遇明师，失之交臂而已。夫《伤寒》虽非完书，毕竟有仲景之语在，知《论》中不可用之方为误，则凡可用者皆仲景之原方也。既知去取，然后毅然去其不可用，用其可用者。用之而当，则于本文六经分际当有神悟。观舒氏书中，不泥定踡卧、但欲寐为少阴，而耳聋不专属少阳，直欲改《伤寒》定例。舒氏岂欲改《伤寒》定例？亦悟澈方药

① 窎远：深远。

不尽仲景原文，即《论》文亦不尽仲景原文也。舒氏前无古人，何以能知去取？其苦心孤诣有流露于字里行间者，如论喻氏进退黄连汤，谓试之而验，然不明其理，终不敢据以为法。是可知舒氏发现《伤寒》讹误处，盖不知几经试验。先生曰：吾读《伤寒》见有不中理处，怀疑久之，嗣读舒氏书，始恍然有悟。是可知未见舒氏书以前，盖不知几经探讨，后之学者能如是乎？安知绝学之不复昌明也？

先生治医四十余年，七十而后手订是书，非出自门弟子者所可比拟，后人宜如何珍重，思所以发挥而光大之。虽曰未能，要不容不存此志。是则先生辑是编之志愿也。夫医书汗牛充栋，或为名高，或因利诱，往往工为掩著，互相非难，门户之见甚于宋明讲学。善读之，多读一书，多得一书之益；不善读之，多读一书，多得一书之障碍。不佞前此亦尝以障碍为苦，然苟窥见舒氏之苦心孤诣，又安有所谓障碍者？故曰读书当心知其意，不可死煞句下。读是编者，当先知其意也。或见先生处方多用萸、附，舒氏亦然，以为偏温。夫病不当温，虽生姜足以杀人，病果当温，附子有时不能胜任。不佞于侍坐之顷，间尝请益，先生勖以读《窦氏扁鹊新书》。退而肆习，见书中多用硫黄，不知所谓，作千余字长函为寸莛[①]之扣。先生逐条批答，末复诏之曰：吾早岁读此，曾三展卷而三弃之，迨阅历有得，视为慈航宝筏矣。审是彼议者，学力自不足，知先生偏云乎哉？鲁钝之质，虽蒙谆谆教诲，其实去学问之途尚远，惧世俗读是书者，负先生苦心也。敬举所知以告如此。

岁次庚申春日后学武进恽树钰谨跋

① 莛（tíng）：草茎。

跋二

医者，圣神之业，不可以近名，尤不可以近利。苟近名，则必有非其力之所及而强治焉，以为市者矣；苟近利，则必有敷衍苟且而侥幸焉，以为市者矣。由前之说，是谓君子之过，实足以误人于死；由后之说，则是小人而无忌惮，日以杀人为事者也。婺源汪莲石先生精研医理五十年，非但无利之见存，亦并无名之见存。故虽从事医局十余年，治愈数千百人，皆为知己所敦聘，从未悬市招行道。泰因家文浦叔识之。泰少读《内经》，喜其文之简奥，辄心识之，稍稍知医，因益钦先生。尝从先生请受业，先生以为医之精微，有心知其意、口不能言者，言之微妙；有明其然而未明其所以然者，非尽读前辈医书而辨其是非疑似，则未有能豁然贯通者也。出所辑《伤寒汇注精华》以示泰，泰受而读之。举平日所疑于医理者，顿释什[1]之八九，以为学医者于此始有途径可循。先生则谓数十年之心力，仅而得此，所自信者不致贻误后学而已。呜呼！医者掭人生死，而六经之

① 什：同“十”。

辨不明，经络、腑脏亦不了了，徒欺世以盗名、罔世以取利，彼何足责。吾独哀矣！疾痛惨怛，忍死须臾，以待医者之救而愈，以自促其生也。而说者遂以为中国医术失传，不如从西来治法之为愈，然亦当于欺世盗名、罔世取利之外求之乃可，若吾侪既于医理有所窥测矣，固不能因世俗之所偏重，而自弃所学。学焉亦必期其不至专于杀人，是则焘之志也。循途径以求其通，焘请自此书始。

岁次庚申七月长沙张焘谨跋

跋三

光绪初叶[1]，立勋随待甬江，从周敬庵先生游。先生为镇海名孝廉，于举业外，时谈医理，案头常置《灵》、《素》及《神农本草》等书。立勋正疲于科举，虽偶尔缙[2]检，未请业也。嗣闻先君谈及莲石世文医学之精，活人之众，亦心识之而未尝研究。迨辛亥之后，举目沧桑，隐居沪北，始悉世文即寓近邻，得聆謦欬[3]。眷属亲友偶婴小极，造庐求治，应手回春，且知无不言，言无不尽，于长沙法理，时有证明。立勋半解一知，亦觉心领神会，与周先生所论，均为正法眼藏，而世文则经验尤深，神乎其技。今所辑《伤寒论汇注精华》得行于世，想海内不乏明眼人或者医学正宗，断而后续一线曙光，亦庶几挽颓风于晚近乎！立勋校读一过，谨述大凡，不足以阐扬秘奥也。

庚申长至节汀州伊立勋谨识于春申浦上

---

① 叶：原作“业”，音近而讹，迳改。
② 缙：翻阅。
③ 謦欬：谈笑。